四季節氣好料理
142道自然養生菜

春養**肝** × 夏養**心** × 秋養**肺** × 冬養**腎**

順著二十四節氣、當令食材、對症改變體質
清腸排毒、改善過敏、降血壓，養出健康抵抗力。

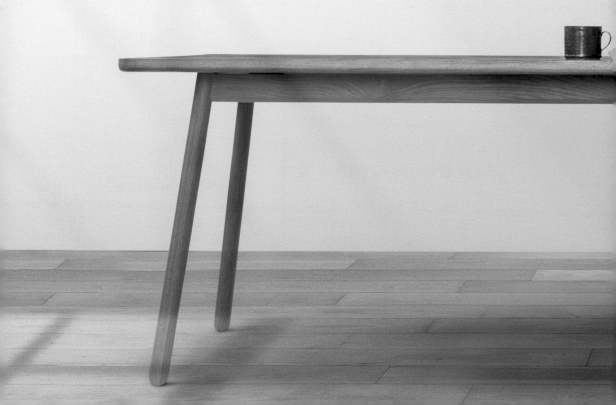

第一篇　順時養生　最日常的四季調養

🌿 春養肝：春令食療 + 食材

🌿 夏養心：夏令食療 + 食材

第二篇　對症養身　不生病的關鍵

🌿 體虛 + 適合食材

🌿 補氣 + 適合食材

🌿 補血 + 適合食材

第三篇 特殊調理藥膳

推薦序

　　唐代名醫孫思邈在《備急千金要方》裡曾說：「夫為醫道者，當洞曉病源，知其所犯，以食治之。食治不癒，然後命藥。」可以看出中醫把食物當作治療的一環，而且優先於藥物的使用。《內經》中更表示：「穀肉果菜，食養盡之，無使過之，傷其正也。」當使用藥物治病，等到十去其九之後，剩下的十分之一，也是靠食物的運用，來作最後調理。

　　在診間裡常會遇到患者的問題：「醫生，我應該多吃什麼食物好呢？」其實，先不說什麼食物可以「多吃」，只要能減少「應該少吃」的各種加工食品、人工調味料等，就已經是養生的第一步。「那還有什麼可以吃呢？」現代人早已忘卻上天賜予豐富多樣的原型食材，因為生活忙碌緊湊，常以外食、速食、方便保存及取得的食物打發三餐，連飯都不能好好吃的狀況下，精神壓力可想而知，身體也容易出問題。這時，再尋求醫藥的協助，未免有些本末倒置了！作為醫者，一方面，心疼患者受限於生活，根本無餘力顧及飲食是否健康合宜；一方面，也誠心想要推廣「用天然食材滋養身心」的理念，用來阻止疾病形成及延緩衰老發生，實現中醫「治未病」的理念。

　　中醫典籍《黃帝內經‧素問》曰：「五穀為養，五果為助，五畜為益，五菜為充，氣味合而服之，以補精氣。」就是告訴我們人體需要攝取大自然提供的食物來補充能量。每種食物有其不

同的性味及功用，使用得當，有補益之功，若不得法，也有可能造成傷害。元·忽思慧·《飲膳正藥》有言：「如布帛菽粟雞豚之類，日用所不能無，其為養甚大也。然過則失中，不及則未至，其為殘害一也。」更申明正確飲食的重要性。

而中醫在對於正確飲食的諸多見解中，因循季節氣候來調整食用物是一大特色，例如《飲膳正要》中有云：「春氣溫宜食麥以涼之，夏氣熱宜食菽以寒之，秋氣燥宜食麻以潤其燥，冬氣寒宜食黍以治其寒。」許多先人們對自然和人體的觀察，總結成了現今餐桌上的智慧。

在這本《四季節氣好料理》中的菜品涵蓋養生粥、涼菜、熱菜、湯品、藥膳、甜點、藥草茶飲等；食材多是常見的四時蔬果肉品，方便取得；書中所用到的中藥藥材，如百合、大棗、桃仁、枸杞子、薏苡仁、山楂等，大致偏向藥性較為平和的藥食同源藥品。其他諸如五穀雜糧、豆類、堅果等現今營養學界所推崇的食材，在本食譜中更是大量使用，這也是台灣人飲食中較為缺乏的部份，值得採納嘗試。

作者以老中醫的經驗在介紹菜譜時，除了標註其功效、材料、作法外，會針對單味食／藥材進行中醫觀點、營養成分及節氣時令的詳細說明，最重要的是特別強調「宜忌」，也就是適合和不適合使用的狀況，能增廣我們對食療藥膳的基本知識。其他諸如烹飪技巧、食材挑選等各種細節補充，也都足見作者用心。

這本養生食療，分門別類，琳瑯滿目，相信各類型讀者都可以找到符合自己體質和需求的膳藥食飲。就讓我們一起細細品味，學習巧借天工，運用自然多元的食材，善待自己的身體！

松鶴中醫診所院長／前北市聯合醫院中醫／
上海劉氏松鶴針灸傳人

劉帥青

推薦序

濃濃的藥香、木製的藥櫃、一罐罐的中藥材以及製藥的器具,是我的童年日常。從小在爺爺後面跟上跟下。在有次爺爺在整理藥罐子,他從前面逐一貼藥名的標籤,我就在跟後面,他貼一張我撕一張,老的貼得是滿身大汗,小的在後面亦撕得是不亦樂乎,當爺爺忙完一輪,轉身過來才發現被我撕光了,爺爺居然也不怪我,對著我一直笑,笑我這個頑皮的小鬼,然後又自己重貼去了,在中藥房的日常,總是少不了樂趣。

長大後,父親接手了爺爺的中藥房,順理成章的母親也一起打理。記憶中,每當家裡不知道要煮什麼湯的時候,母親就會到店裡抓一些中藥回來煮,所以藥膳湯是我們家最三餐平常的事了,從小喝也覺得很好喝,是家裡的味道,但是到了大學在外地就讀,母親有時來看我也會帶藥膳湯來,這時同學一聽是中藥湯,都不敢喝,這時我才知道,原來大家對於中藥湯,都是有很苦、不好喝的刻板印象,當時,我挺吃驚的,於是暗自起了一個心願,希望能讓大家知道,藥膳料理也是很好吃的。

所以，當《四季節氣好料理》這本書的製作團隊請我幫他們寫推薦序，我就二話不說的答應了。當我看到這本書的初稿，就被裡面滿滿的內容所吸引了，無論是圖還是文都看得出是對藥膳料理有滿滿的愛，是真心要讓大家更簡單使用中藥材煮出一道道健康美味的藥膳料理。

　　裡面最棒的部分，除了用四季來分類，讓讀者能夠依節氣來選擇適當的料理之外，就連我這個中藥房第三代都覺得很棒的是，每道菜都有老中醫的提點，完全不藏私的將中醫博大精深的智慧，簡單明瞭的告訴讀者，這本老中醫食譜，已經超越了一般的藥膳食譜，它在一道道的料理中，也傳授了最重要的中藥養生的訣竅，集料理與中醫的大成，非常值得每個家庭都擁有一本，中華的養生智慧，就在這一本。

神安中藥行 第三代傳人

許智鈞

推薦序

　　承蒙風和文創的邀請，讓我有這個機會來跟各位聊聊《四季節氣好料理》這本書，以及我眼中的中醫養生之道。

　　成立於 1954 年的養元堂，傳到我這邊已是第三代，初代創始的文通公，在高雄算是小有名氣，我在接棒後也秉持著文通公的初心與信念，希望能藉著古老的中醫傳統智慧，幫助更多人保持健康。

　　基於這樣的信念，當我在看到《四季節氣好料理》時，便十分有親切感，因為除了理念相符之外，「讓現代人更便於活用老中醫智慧」的務實作法，更可以說是完全契合。

　　本書在我看來並不只是一本單純的食譜而已，更難能可貴的是帶入了傳統食療的觀點，讓讀者能夠一邊烹調一邊了解食材的屬性；再者，書裡的每一道菜都很容易臨摹複製，即使沒有高超的料理技巧，也可以照著煮出一道道暖心美味且健康的料理來。對越來越少在家開伙的現代人來說，藉著二十四節氣學烹調食療，不僅可以找回作菜的樂趣，還能在與家人一起享用時，得到莫大成就感。

書中我認為最精華且最引人入勝的亮點，就是每一道菜中間的老中醫點評。為了接下家業，我在中醫領域下了不少工夫，不敢說完全通透，畢竟中醫的知識浩瀚如海，只是在看到老中醫的點評內容時，許多學習時的回憶紛紛湧上心頭，深深覺得這本書能夠問世，真是讀者之福，因為它就像字典或工具書一般，非常適合日常在家翻閱，並藉著實際學做來熟悉食材的屬性與特色，如此一來不僅可以避免吃壞肚子，更能透過聰明的食材搭配，達到享受美食及輕鬆養生的雙重效果。

　　《四季節氣好料理》是一本將傳統中醫食療智慧帶到現代人面前的好書，推薦給喜歡自己在家料理的讀者，當然對於想要了解中醫食療核心的年輕人來說，我相信看完之後也一定會深深覺得開卷有益的。

養元堂─第三代傳人

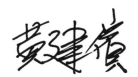

順時兼養生
二十四節氣的飲食智慧

　　兒時，看著務農的父親依著節氣耕作，春耕、夏耘、秋收、冬藏是一年中的大事。餐桌上的料理，也是母親把最符合時令的蔬菜、以簡單的烹飪方式給家人最樸實無華的愛。大地上的植物都有其清晰的時間刻度，什麼時節品嚐大自然給予什麼樣的食物，每一種食物，也都蘊藏著大地的獨特味覺密碼。

　　現代人或許對於二十四節氣的由來，存在似懂非懂的狀態，而能被人們記得的就只有清明時節的潤餅、冬至必吃的湯圓及立冬進補，這些因節氣而演變出來的風俗習慣。

　　二十四節氣這個已經流傳了幾千年的曆法，到底是怎麼一回事呢？

吸吮大地精華 發現在地食物的風味

　　佛家說：「身土不二」，說明身體與環境有著密不可分的關係，屬大陸型氣候的大陸，各地區的天氣變化差異非常大，發源於黃河流域二十四節氣，對於地處亞熱帶氣候的台灣，有些節氣是沒有什麼差異感受的。根據台灣學者研究就指出，反映在降水量的「大雪」、「小雪」在台灣就不適用，而「雨水」、「小滿」及「芒種」，在南北距離不到 500 公里的台灣，也有明顯南北部差異性。例如南部「立春」前就插秧，但北部的一期稻作則要等到「小滿」及「芒種」。

　　「一方水土養一方人」，台灣四季節盛產的農作從 3 月孟宗竹、箭筍的「春筍」，清明時節的豆薯、高麗菜、芹菜，芒種盛產的茭豆、茄子、

綠竹筍,絲瓜、苦瓜等瓜果類農產,一直到冬季盛產的蘿蔔、高麗菜、油菜及菠菜,我們更可以確信生活與土地是一體的,大地物產與人體變化,隨著四季更迭,也時時刻刻影響人體的生理節奏。

廿四節氣是沒有用的老東西嗎?

健康與長壽,一直是許多人最關注的議題,不論從中西醫、自然養生方法,對於逆齡、如何延年益壽,已成為人人追求的目標。從中醫提倡食藥同源之觀點,認為人體的五臟六腑,各有其負責的功能,如果能順應自然,吃對了食物,身體自然會處於一種和諧的狀態。

西方營養學的觀點也主張以本地生產的應節食物,優先選擇「原態食物」,從六大類食物中,力求多樣與變化的食材營養攝取原則,並藉由每日簡單的均衡飲食生活,透過「吃」,找回健康的身體。

大地母親孕育出許多蔬果、稻米,這些時令食材正是因應人體需求而生,也影響身處不同地理環境的華人食物攝取,讓農民依循四季農作也有了微小的變化。孔子曾說:「不時,不食」,老中醫說:「飲食應時,最助養生」,當令蔬果有陽光的味道,又有泥土的氣息,然而,在全球供應鏈縮短的催化下,市場上的食材如此繁多,到底哪些食材正值當令盛產、哪些現在不該吃?

記得小時候,因風寒伴隨連日高燒而導致胃口不佳,奶奶端來一碗冰糖綠豆粥,綠豆柔和而平緩的香氣加上冰糖清甜的滋味,緩解了身體的不適,甦醒了連日沈睡的味覺,精神與體能彷彿也神速恢復。從中醫養生的角度來看,綠豆粥達到疏通表裡、清熱的作用,正是「食療」最佳的展現。

但是,公認容易上火的水果龍眼、荔枝為何生長在夏季?清涼消暑的西瓜,對虛寒體質的人容易引起不適?俗諺為何又說「冬吃蘿蔔夏吃薑」?

以中醫的觀點,認為人體為小宇宙、天地為大宇宙,「冬為陰,夏為陽」。夏季高溫濕重,是人體陽氣旺盛之際,這時候,出汗多,容易耗氣

傷陰。除了多喝水的養生法，台灣夏季盛產的西瓜就是大自然給予人們補水、消暑氣最好的產物。瀰漫整個夏天的龍眼味道，更是被中醫譽為「平民滋補聖品」，就如同東南亞盛產的榴槤，都是自然界補養身體因流汗而大量消耗陽氣的食材。可見得節氣的飲食智慧，就藏在當地食材中。

藥食同源 一年四季的養生「時」補

中醫養生的精髓在取法天地間自然法則——順時養生；西方對於營養觀念則是透過科學方法研究分析，從日常生活中盡量以全穀雜糧類和豆類的互相搭配、多樣化的蔬果及油脂的攝取，從中獲取所需熱量及營養素，攝取充足才會對健康有益處。

這二年在新冠疫情的衝擊下，華人師法大自然，以中藥材來改變身體達到體內陰陽平衡的思維，也讓更多人看見來自植物的力量，重新思考人與土地之間緊密的關係，從食衣住行中，重新展現在地生活的新態度。

不論是中西醫的觀點，我們都可以確信，其對人類健康的努力方向都是一致的。就如同老中醫在文中提及，「藥膳是從藥食同源的思想出發，運用各種烹飪技法，讓藥物的功效和食物的美味結合再一起」。適度地選擇如菊花、桂圓及紅棗等藥膳食材，搭配依據國健署最新國民營養健康飲食指南，按四季時序，跟著盛產季節覓食，以當令五彩食材、油脂及天然調味料，將美味與健康做一完美結合。

順食台灣在地食材 好蔬服示範小品

依據不同時節的食材端上桌，不僅可以避免農藥殘留的問題，也能以較合理的價錢購買到新鮮食材。台灣也有自己生產的藥材與獨特性的食材，像是宜蘭三星田野間的丹蔘、苗栗公館生產的紅棗，以及營養價值極高的樹豆、山蘇、藜麥及小米等原生食材。

相信生活中只要落實以時令食材作為入菜選擇，在料理上做多樣的搭配變化，從簡單均衡飲食，品嚐合適自己的好味道開始；也可以學習拓蔬人團隊的四位名廚的創意理以及本書中中醫食療影片，讓節氣的飲食重振生命力。

大廚小檔案

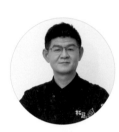

李孟唐
拓蔬人廚藝總監

拓蔬人國際蔬食產業交流協會理事長
專長：中餐烹飪 ‧ 創意蔬食

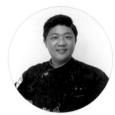

施建瑋
拓蔬人廚藝總監

衛福部食品藥物管理署優良廚師（金帽獎）
專長：素食料理（中式、西式、地方小吃、宴席菜、套餐）

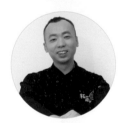

陳彥志
拓蔬人廚藝總監

衛福部食品藥物管理署優良廚師（金帽獎）
專長：營養健康飲食規劃、無麩質料理、中餐烹飪、義法、蔬食、中式點心、異國蔬食

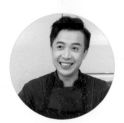

蔡長志
拓蔬人廚藝總監

衛福部食品藥物管理署優良廚師（金帽獎）
專長：素食料理（地方小吃、宴席菜、套餐、日式、西式）

立春 黑美人菇燴鮮蔬

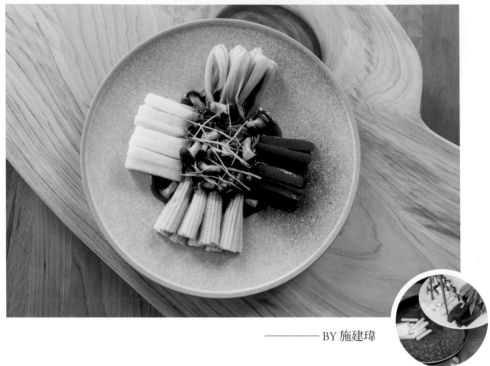

——— BY 施建瑋

材料 黑美人菇 100 克、玉米筍 60 克、
青江菜 60 克、黃甜椒 60 克、山藥 60 克

調味料 鹽 1t、素蠔油 1T

作法 ❶ 將玉米筍對切,黃甜椒及山藥切條備用。
❷ 高湯 2 杯煮滾加入鹽調味,放入蔬菜分別燙熟後擺盤。
❸ 將黑美人菇用乾鍋煸炒至香氣,加入 1T 油及薑絲炒香,加入
調味料及水 1/2 杯煮滾勾薄芡淋在蔬菜上即可。

高嘉凰營養師 Tips
台灣菇的種類豐富,富含胺基酸、膳食纖維、植物性蛋白質與多醣體,在一
年之始的立春,以應景蔬菜加上風味極佳的黑美人菇,為身體備好一整年的
營養與能量。

香草蘆筍捲

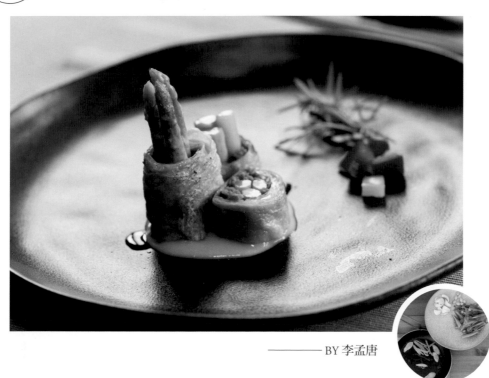

——— BY 李孟唐

材料　蘆筍 3 支 40 克、生豆包 60 克、植物肉 40 克、迷迭香 1 段。

調味料　椒鹽少許、鹽麴 20 克。

作法　❶ 將蘆筍燙熟後備用。

❷ 將生豆包攤開，對切成二半，撒上少許椒鹽。

❸ 將植物肉平鋪在豆包下方 2/3 處。

❹ 放上蘆筍，由下往上捲起，將蘆筍包覆，收口抹上麵糊固定。

❺ 鍋中放少許油、迷迭香，放入蘆筍卷，小火煎至外皮金黃。

❻ 起鍋後，放入盤中，淋上少許鹽麴醬即可。

高嘉凰營養師 Tips

蘆筍有蔬菜之王美譽，內含豐富葉酸、蛋白質、維生素 A、維生素 C、維生素 B1、膳食纖維及鉀、鋅等微量元素又富含水分，具有超高營養價值，且能消食、清熱利濕，不論是簡單清燙沾醬油膏或是拌炒，味道極微鮮美，是春天生津解渴、滋陰退火食療消暑養生的食材。不過，蘆筍的普林含量高，尿酸過高的病人要節制食用量、痛風發作時應避免食用。

小滿 黃瓜煎餅

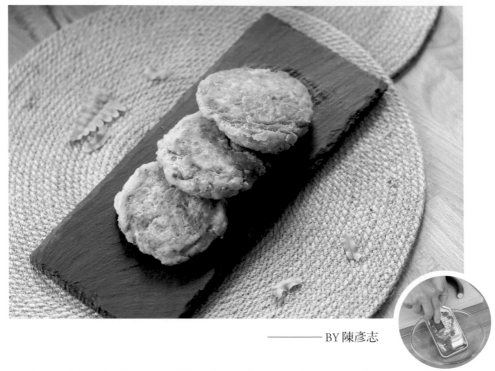

——— BY 陳彥志

材料 小黃瓜 2 條（150 克）、蘿蔔乾 20 克、麵粉 150 克、鹽 1/4 茶匙，
橄欖油適量。

調味料 鹽 1t、素蠔油 1T

作法 ❶ 使用刨絲器將小黃瓜刨成絲狀，加入鹽巴靜置約 5 分鐘。

❷ 將蘿蔔乾洗淨走水至鹹味流失切碎炒香。

❸ 將作法 ❶ 與做法 ❷ 放入調理盆中加入麵粉拌勻成團狀，再搓
圓餅狀放入平底鍋，加入少許的橄欖油以中小火慢煎兩面金黃
即可。

高嘉凰營養師 Tips
小滿是入夏的第二個節氣，富含水分的小黃瓜最是適合初夏食用的食材，除
了卡路里低，吃起來鮮脆多汁。小黃瓜還有滿滿豐富的鉀、維他命 C 等重
要養顏美容的必備營養素，更富含植化素，除了可以生吃也可以熟食，可以
涼拌也可以醃製，做成小黃瓜煎餅，是一道樸素又養生的美饌。

芒種 芒果全麥捲

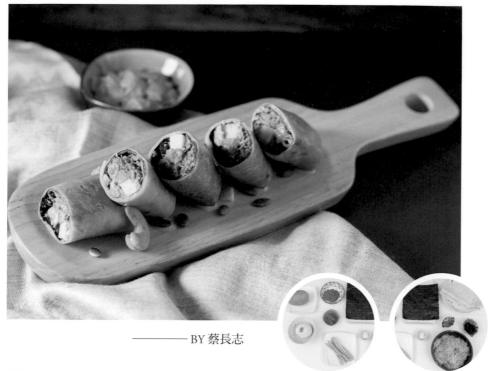

——— BY 蔡長志

材料 芒果 120 克、美乃滋 30 克、蘋果 80 克、豆渣香鬆 20 克、四季豆 60 克、燒海苔 2 張、苜蓿芽 80 克、全麥春捲皮 2 張、綜合堅果 60 克

作法
❶ 芒果、蘋果均切成條狀。

❷ 四季豆撕去頭尾纖維絲氽燙熟，泡入 RO 冰水中冰鎮，再瀝乾水份。

❸ 春捲皮攤平疊上燒海苔，續鋪上苜蓿芽，再擠上美乃滋，撒上豆渣香鬆，放上芒果、蘋果、四季豆、綜合堅果。

❹ 將疊好材料塑形成長條型，再向前捲緊成圓筒狀，接口處沾上美乃滋黏緊，切段擺入盤中加以堅果點綴即完成。

高嘉凰營養師 Tips
芒果果肉纖維細緻，香氣怡人。富含各種營養素，尤以維生素 A 含量相當高、維生素 C、菸鹼酸，搭配蛋白質豐富的香鬆、芽菜及堅果，色彩繽紛的五色蔬果能量，滿足人體所需營養。

19

彩蔬藜麥地瓜

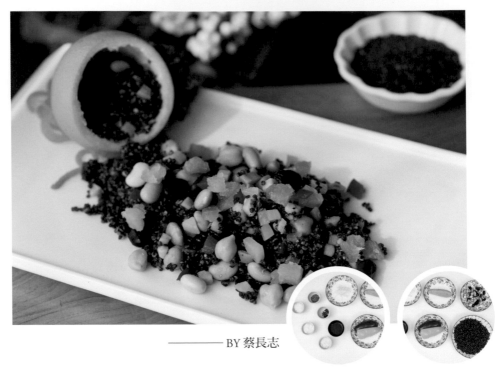

———— BY 蔡長志

材料 小紅藜麥 100 克、地瓜 100 克、洋蔥 50 克、豌豆仁 30 克、
紅甜椒 30 克、黃甜椒 30 克、嫩薑末 10 克、八角 1 顆

調味料 橄欖油 2T、鹽 1/2t、昆布粉 1t、細砂糖 1/2t、黑胡椒粒 1/4t、水 200cc

作法

❶ 紅藜麥洗淨瀝乾,加入水置電鍋蒸 10 分鐘,取出拌勻待涼;
地瓜切小丁蒸熟待涼。

❷ 八角入油鍋爆香,再將八角取出,放入嫩薑末炒香倒出備用。

❸ 洋蔥切粒、紅黃甜椒切粒。將水煮開,放入豌豆仁、紅黃甜椒
燙熟,撈出泡入 RO 冰水中,冷卻後撈出瀝乾。

❹ 將所有材料倒在一起,加入爆香過的薑末油,和鹽、昆布粉、
細砂糖、黑胡椒粒拌合均勻即可。

高嘉凰營養師 Tips
寒露天氣轉涼宜養脾胃,地瓜健脾益胃、寬腸通便,料理中的豌豆仁、藜麥
都是蛋白質非常豐富的食材,加上性溫味辛的洋蔥、八角,吃在嘴裡鮮香滿
溢,為秋冬溫陽驅寒之妙品。

霜降 茶油豆乳山蘇

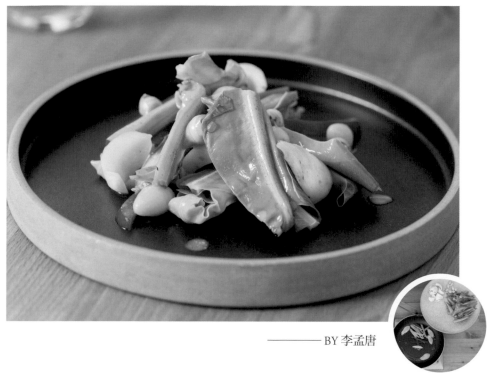

——— BY 李孟唐

材料 山蘇 80 克、百合 20 克、白果 10 克、紅甜椒 15 克、黃甜椒 15 克、薑 5 克。

調味料 茶油 20 克、豆腐乳 10 克、鹽 3 克

作法

❶ 將山蘇老葉、老梗摘除，洗淨後瀝乾備用。

❷ 薑切片狀，黃紅甜椒切成條狀。

❸ 豆腐乳、鹽加入少許水壓成泥狀。

❹ 鍋中加入茶油、薑片爆香。

❺ 接著加入少許水、山蘇、白果、紅黃甜椒炒熟。

❻ 加入豆腐乳泥炒勻即可。

高嘉凰營養師 Tips

山蘇為台灣原生種的蕨類植物，是很有個性的植物，一年四季都能見到其蹤影，在冬季產量特別快多（主要產季為每年的十一月至隔年的二月）。山蘇含有多種維生素及礦物質等營養，有助於補充鈣質、鐵質，加上粗纖維含量高，相當具有飽足感，又可以幫助腸胃蠕動，讓它獲得「特別野菜」美譽，加上台灣原生種的高山苦茶油，不失為美味又養胃的一道料理。

小寒 麻油樹豆炊飯

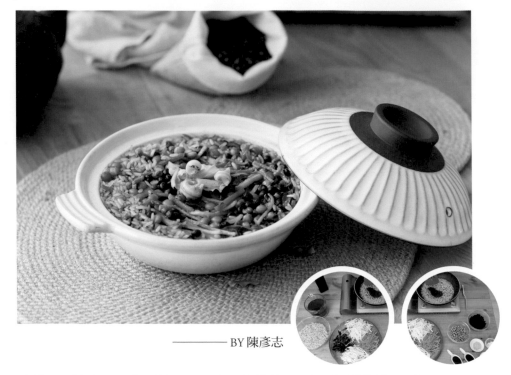

——— BY 陳彥志

材料 糙米 150 克，樹豆 100 克，竹筍絲 50 克，紅蘿蔔絲 50 克，香菇絲 40 克，杏鮑菇絲 40 克、老薑末 20 克。

調味料 鹽 5 克，醬油 20 克，蠔油 10 克，胡椒粉 3 克，五香粉 2 克，味霖 30 克

作法
❶ 將糙米與樹豆泡水一個晚上瀝乾備用。
❷ 麻油以中小火煉香老薑末，加入竹筍絲，紅蘿蔔絲，香菇絲，杏鮑菇絲，加入調味料與糙米及樹豆拌炒均勻加入高湯蓋鍋蓋煮滾轉小火，悶煮約 20 分鐘即可。

高嘉凰營養師 Tips
樹豆是台灣原住民各族群的傳統作物，在東海岸部落裡，冬季常見、盛產的食材。近年來樹豆營養價值經現代科學研究發現受到重視，有「豆中之王」的美稱，樹豆的粗蛋白質含量高達 20%，還富有多種維生素、礦物質，並且含有機能性成分維生素 P（芸香苷，Rutin）」為有益人體健康成份，是非常好的養生食材。

大寒 番茄燉香草櫛瓜小米飯

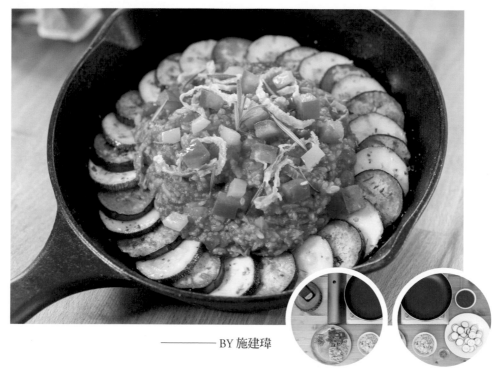

——— BY 施建瑋

材料 牛番茄 1 顆、鷹嘴豆 30 克、黃櫛瓜 1 條、綠櫛瓜 1 條、小米飯 1 碗

調味料 鹽 1t、番茄醬 3T、綜合香料 1t

作法
❶ 將牛番茄切小塊，櫛瓜切片，鷹嘴豆煮熟備用。
❷ 熱鍋加入 1T 油放入蕃茄塊、炒香後加入調味料、高湯 1.5 杯煮滾。
❸ 再放入小米飯及櫛瓜燉煮收汁入味即可。

高嘉凰營養師 Tips

俗話說「番茄紅了，醫師的臉就綠了」，大寒以牛番茄、富含蛋白質、維生素 B 群及纖維質的小米來調養身體最適合不過。台灣一年四季都有不同品種的番茄可以享用，肉質厚實、風味飽滿的牛番茄盛產期集中在冬天，其富含茄紅素、β- 胡蘿蔔素及維生素 A、B、C，具有豐富的抗氧化作用，是營養價值極高的蔬菜。

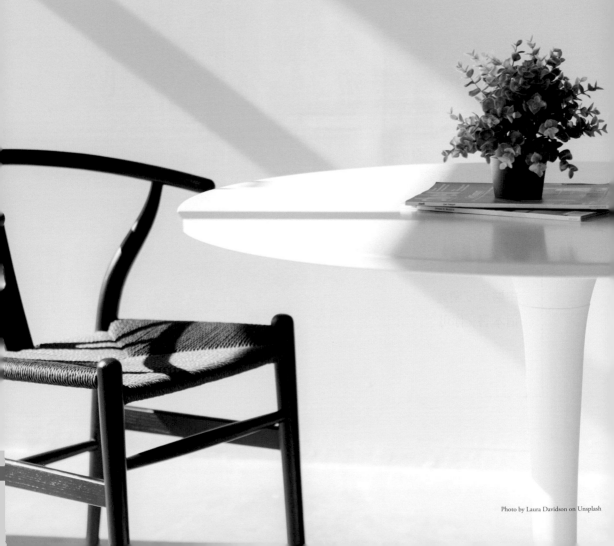

導讀

GUIDED READING

藥膳食療是中醫學的一個重要組成部分，以藥材和食材為原料，經過烹飪加工製成一種具有食療作用的膳食。它是中國傳統的醫學知識與烹調經驗相結合的產物，且「寓醫於食」，既將藥物作為食物，又將食物賦以藥用，藥借食力，食助藥威；既具有營養價值，又可防病治病、保健強身、延年益壽。

　　本書重點介紹了因時而異的藥膳食用原則，結合春、夏、秋、冬二十四節氣的氣候特點和人們的飲食習慣，按照不同節氣分門別類，精選藥膳食療養生方，詳解方劑組成原料、制法及其功效應用。此外還有一些養生小貼士、節氣小知識，讓您在養生之余瞭解更多中華傳統文化。

　　另外，本書還從不同體質、不同人群出發，精選專屬藥膳，從中醫角度闡述藥膳養生原理，另有食材知識介紹，內容豐富。擁有這本書，你可以為家人、為自己做一道色、香、味俱佳的應季藥膳，享受美味的同時還能收穫健康，一舉兩得。

01／藥膳食療小知識

藥膳食療在我國有著悠久的歷史，一直被中醫所提倡，也頗受大眾喜愛。藥膳食療不僅和藥物療法大有不同，也與普通膳食有很大差別。作為加了中藥的膳食，藥膳在藥性、配方等方面要特別注意。

一 因人而異

藥膳有一定的輔助治療作用，但個人體質情況不一，最好在醫生指導下，根據自身體質情況配製用藥量，且食用量也應有一定的限制，除標明「隨意使用」者外，一般均不宜過量食用。

二 把握份量

藥膳大多為單份烹煮，一次性食用，因此要把握好其配料中各種藥物和食物的使用量，避免影響功效。

三 種類勿雜

每一種食療配方都有其一定的適用範圍，若進食種類過多過雜，藥物間相互作用，不僅無法達到應有的養生和治療功效，還可能產生不良後果。因此，藥膳也不能隨意濫用，需講究藥材與食材合理搭配。

四 切忌濫補

食補是中醫治療的一種，其最終目的是使人身體健康。因此，對於健康的人來說，進補不一定要用藥，適當鍛鍊、保持心態良好、均衡飲食等都可以產生「補」的作用。

02╱藥膳的類型

▶ 按形態可分為：流態、半流態、固態。

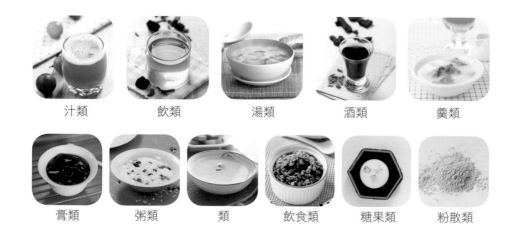

| 汁類 | 飲類 | 湯類 | 酒類 | 羹類 |

| 膏類 | 粥類 | 類 | 飲食類 | 糖果類 | 粉散類 |

▶ 按製作方法可分為

　　燉類、燜類、煨類、蒸類、煮類、熬類、炒類、勾芡類、滷類、燒類、
炸類

▶ 按功用可分為

　　養生保健延壽類、祛邪治病類、疾病康復類、美容滋養等。

▶ 按滋補形式可分為

　　平補、清補、溫補、峻補。

03／中醫養生如何治未病

　　治未病是中醫特有的觀念，其最早見於《黃帝內經》中「上工治未病，不治已病，此之謂也」，意思是採取相應的措施，來防治疾病的發展。其中心思想為未病先防、既病防變、已變防漸。其中，未病先防是指防患於未然，強調養生，預防疾病的發生；既病防變是指患病之後防其傳變，強調早期診斷和早期治療，及時控制疾病的發展和演變；已變防漸是指癒後防止疾病的復發及治癒後遺症。

　　中醫養生包括形神共養、協調陰陽、順應自然、飲食調養、謹慎起居、和調臟腑、通暢經絡、節欲保精、益氣調息、動靜適宜等一系列養生原則，而協調陰陽是其核心思想。當一個人身體達到「陰平陽秘」的時候，就是平和、健康的。

04／藥膳治未病

■ 養正禦邪

　　藥膳可養護正氣，抵禦外邪，提高機體的抗病能力。中醫認為，生病的過程就是人身體中的正氣和邪氣抗爭的過程。一旦正氣抵抗不住邪氣，人就會生病；如果正氣很強盛，人就會少病或無病。正如《黃帝內經》所言：「正氣存內，邪不可乾。」中醫養生要把握兩方面，一是避免或減少邪氣對人體的危害；二是培養和維護人體中的正氣。

　　藥膳對人體具有調理作用，合理安排藥膳飲食，可保證機體臟腑的功

能。而且藥膳能夠發揮某些食物的特異性作用，從而達到預防疾病的目的，如蔥白、生薑、香菜可預防感冒，綠豆可防暑，山楂可降脂，大蒜能防治呼吸道和胃腸感染等。

二 未病先防

藥膳中的食物多取自天然植物、動物等，符合中醫取材自然、順應自然的原理，藥也能結合食物的寒、熱、溫、涼和酸、苦、甘、辛、鹹這四氣五味來調理氣血失調及陰陽失衡，從而提高臟腑抵禦外邪的能力。正確的藥膳進補要分清體質，不同體質的人要講究不同的進補原則，如陰虛體質的人可以食用首烏雞塊、花生仁豬骨湯、百合粉粥、銀耳羹等來補陰；陽虛體質的人可以吃韭菜炒鮮蝦、牛腎粥等來補陽。只有合理食用藥膳，才能未病先防，達到養生的目的。

三 既病防變

疾病的發展都有規律可循，根據其傳變規律，施以針對性的防治措施，可防止疾病的發展及擴散。藥膳作為重要的輔助療法，在防止疾病的傳變方面有重要意義。運用藥膳可以激發臟腑機能的防禦能力，防止疾病的進一步發展。如患者在感受溫熱病邪時，服用養陰生津之品，如二參粥、沙參玉竹粥、梨汁粥、橄欖茶、牛奶滋補粥等，可防止發生肺腎陰虛或肝腎陰虛之變。

四 已變防漸

近年來，慢性病的患病率不斷增加，部分疾病的復發率也越來越高，而食用藥膳對於緩解病情和防止疾病復發有顯著療效。如丹參粥、首烏大棗湯、桑葚茶等可以防治高血壓、心絞痛、中風等疾病的再次發作；當歸生薑羊肉湯可緩解婦女產後惡露不淨、腹中絞痛等症狀。

節氣料理影片教學 ————————
請上拓蔬人頻道

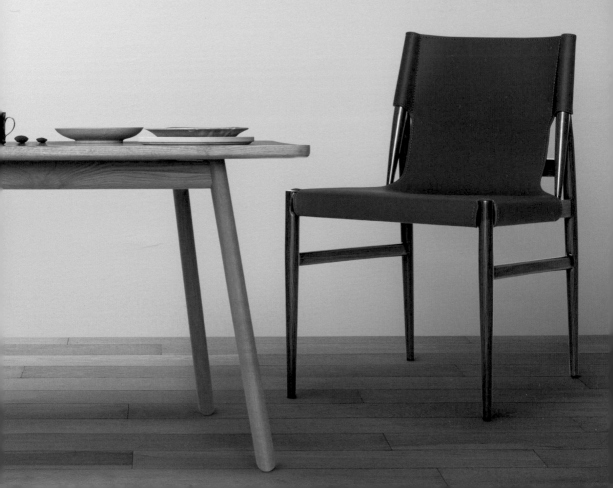

順時養生——
最日常的四季調理

跟著二十四節氣輕鬆食療，
當季食材健康吃。

四季的更迭、陰陽寒熱的變化，都會影響人的生命活動。欲得安康，必須依照自然界周期性的變化做出相應的調節。

春養肝、夏養心、秋養肺、冬養腎。合於時節的飲食習慣可使體內的運化與外在大自然的節氣變化相互輝映、相輔相成，達到事半功倍的養生效果。

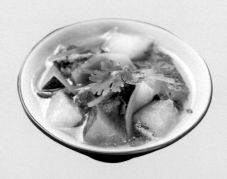

春令食療

立春
辛甘的當季蔬菜

　　「立」是開始的意思，「春」表示萬物有生氣。立春象徵著春天的開始，氣溫回升，萬物復甦，大地回春。立春之日，中國有「咬春」的習俗，即要吃一些春天的新鮮蔬菜，意在迎接新春、保健防病。

「咬春」所食之物，最好是具有辛甘發散特質的食物。

　　立春時節儘管天氣回暖，但依舊春寒料峭，要特別注意防寒，不要過早減少衣物。

雨水
健脾胃

　　雨水時節，雖然天氣回暖，但冷空氣活動頻繁，是一年中寒流較多的季節，且降雨很容易造成氣溫驟降，出現「倒春寒」。

　　故雨水前後應當著重養護脾臟。平時可多吃些諸如鯽魚、胡蘿蔔、山藥、小米等**滋補食物**，以達到健脾的目的。此天氣容易引發感冒，下半身更要注意保暖。天氣轉暖後花朵齊放，柳絮飛揚，過敏體質的人要注意預防花粉症、過敏性鼻炎和過敏性哮喘。

春筍	韭菜	菠菜	大棗	小米
營養豐富，被譽為「菜王」	升發陽氣的好菜品	適合養肝，美味養生	補中益氣、養血安神	適合老人與產婦春季滋補

驚蟄
殺菌食材

驚蟄時間：3/5~3/7

驚蟄時，蟄蟲驚醒。驚蟄時節陽氣漸升，養生應順乎陽氣升發、萬物始生的特點。《黃帝內經·素問》有言：「夜臥早起，廣步於庭。披髮緩形，以使志生。」意思是要晚睡早起，信步從容，可以使精神愉悅、身體健康。此時各種病毒和細菌也活躍起來，**此時要做好流行性疾病的預防工作，可以吃大蔥、蒜等有助殺菌的食材。**

同時還宜在陽光中散步緩行，舒展腰身四肢。

春分
寒熱均衡

春分時間：3/20~3/22

春分與驚蟄同屬仲春，**此時肝氣旺、腎氣微，故在飲食方面要「減酸增辛」，以助腎補肝。**

酸味入肝，若酸味太過，肝氣過旺，則會傷及脾，因脾與胃相連，脾不好會妨礙胃對食物的消化吸收；而**甘味入脾，補脾氣的同時又有助於補肝氣，故宜多吃一些甘味食物**，如大棗、蜂蜜等。此外，除了湯飲，菊花茶、金銀花茶等也是春季佳飲。春分時節是非感染性疾病的高發期，如高血壓、月經失調、痔瘡及過敏性疾病等，膳食調理原則上忌大寒、大熱的飲食，宜保持寒熱均衡。

山藥
助消化、止渴

菊花
清熱、解毒、明目

枇杷
止咳潤肺的佳品

酒釀
溫中和胃、提神解乏

櫻桃
補鐵、抗貧血

清明
要滋肝養肺

天清氣朗，萬物生長，一切清潔明淨，謂之「清明」。清明外出時，盡量少去人口密集之地。**飲食上要多吃滋肝養肺食物，**如薺菜、菠菜、山藥等，還可適當飲些菊花茶。

此外，平時喜歡運動的朋友，可以慢跑，春天慢跑不會出很多汗，身體清爽不寒冷。對於中老年人來說，慢跑還可預防肌肉萎縮，防治心血管疾病、高血壓等，增強體質，提高免疫力。

燕窩
性平味甘，可滋陰潤燥

桂花
助消化、化痰止咳

核桃仁
性溫味甘、補腦健腦

田螺
性寒，素有「盤中明珠」的美譽

五穀
指的是稻、黍、稷、麥、菽，春季養生宜多食

春養肝，
夏養心，
秋養肺，
冬養腎。

穀雨
利補身防風濕

穀雨時間：4/19~4/21

　　穀雨是「雨生百穀」的意思，是春季最後一個節氣，同時也是播種移苗、栽瓜點豆的最佳時節。穀雨以後，雨水漸漸增多，濕氣加重，所以要注意去濕，**可食用一些去濕的食物**，如赤小豆、薏仁、山藥、荷葉、芡實、冬瓜、陳皮等；也可適當**食用一些具有補血益氣功效的食物**，不僅可以提高身體素質，抵抗春瘟，還可為安度盛夏打下基礎。

天麻
味甘性平，入肝經

香椿
祛風利濕、止血止痛

玉米鬚
味甘性平，止血、降血壓

桃花
祛除身體中的水氣，性苦

35

黑芝麻拌菠菜

功效 │ □助消化　□增黑頭髮　□補血　□舒緩腸躁　□減肥

- 益氣活血，刺激腸胃蠕動，還可烏髮、減肥、增強體質。
- 菠菜可補血止血、利五臟、通血脈、止渴潤腸、助消化。
- 黑芝麻具有補肝腎、滋五臟、益精血、潤腸燥等功效。

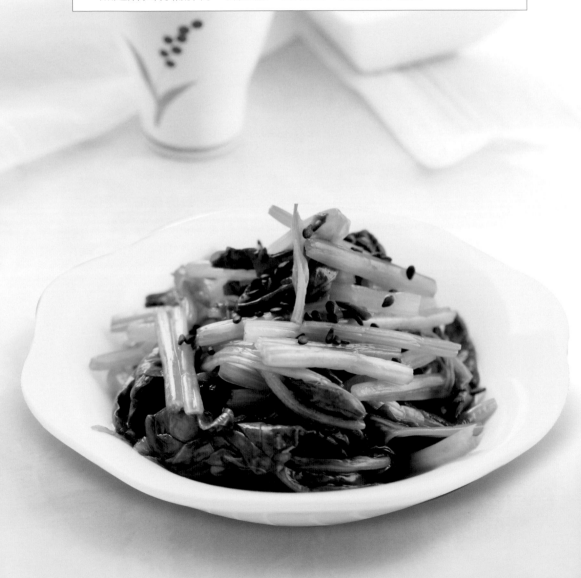

老中醫說

飲食應時，最助養生。
所謂「養」，即保養、調養、補養之意；
所謂「生」，即生命、生存、生長之意。

中醫養生學認為，人生於天地之間、宇宙之中，一切生命活動與大自然息息相關，這就是「天人相應」的整體觀。據漢代崔寔《四民月令》一書記載，我國很早就有「立春日食生菜……取迎新之意」的飲食習俗。春天的菠菜根紅葉綠，鮮嫩異常，非常可口，可解毒、防春燥。

菠菜 富含多種營養素，有「營養模範生」之稱。

春天在五行中屬木。而人體五臟中的肝也屬木。中醫認為，春天是肝旺之時，適合養肝。春季的菠菜較好吃，不僅營養美味，而且有很好的養肝、滋陰、補陽的功效。
這道黑芝麻拌菠菜，用應季食材製成，美味又養生。

材料

菠菜	200 克
黑芝麻	1 大匙
鹽、香油、醋、白糖	各適量

做法

❶ 黑芝麻入鍋中炒香備用。

❷ 菠菜洗淨切大段。

❸ 鍋中放入適量水和鹽，燒滾後放入菠菜汆燙，可去除部分草酸，撈出過涼水瀝乾，用手將菠菜擰出水，裝盤。

❹ 最後放入黑芝麻、鹽、香油、醋、白糖，將菠菜拌勻即可。

★ 料理小技巧

‧ 黑芝麻可以碾成末，也可用白芝麻或麻醬來代替。

花椒拌春筍

功效 │ □防止便秘　□促進消化　□增加食慾　□緩解消渴

- 春筍富含微量元素和維生素，常食用可促進消化、防止便秘。
- 花椒有增強食慾、溫中行氣、散寒除濕、殺蟲止痛等功效。

老中醫説 春天是春筍大量上市的季節，其味道清淡鮮嫩，營養豐富，被譽為「菜王」，是高蛋白、低脂肪、低澱粉、高膳食纖維的營養美食。春筍具有清熱化痰、益氣和胃、緩解消渴、利水道、利膈爽胃等功效。春筍雖然營養價值高，但患有胃腸道疾病者不宜多吃。過敏性哮喘、過敏性鼻炎、過敏性皮膚炎、蕁麻疹患者亦要慎食，避免誘發過敏。

春筍 │ 味甘，性寒，無毒。

春筍各部位鮮嫩程度不同，此道菜宜用中間筍節部分。春筍底部筍肉偏白，口感較老，適宜煲湯；中間筍節緊密，口感脆，適合炒菜；頭部筍尖最鮮嫩，口感也最好。

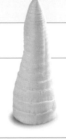

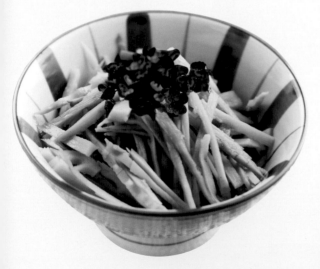

材料
春筍 …………………… 200 克
乾花椒粒 ……………… 5 克
鹽、醋、醬油各 ……… 適量

做法

❶ 春筍洗淨，剝除硬殼，切條備用。

❷ 鍋中加水燒開，把切好的筍條倒入鍋中汆燙至八分熟，撈出迅速過涼水，瀝乾水放碗中備用。

❸ 油鍋燒熱，放入花椒粒，小火炸出香味。

❹ 再放入鹽、醋、醬油攪拌均勻。

❺ 最後澆在春筍上即可。

韭菜炒核桃仁

功效 | □降低膽固醇 □幫助血液循環 □促進消化 □改善髮質

- 核桃仁可降低膽固醇含量，防止動脈硬化，並能潤肺、烏髮、潤燥、滑腸。
- 韭菜含有維生素、菸鹼酸、胡蘿蔔素及礦物質，並含有豐富的纖維素，可淨化血液、補腎溫陽、益肝健胃、行氣理血、潤腸通便。

老中醫說 立春時節，人身體中的陽氣和剛發的植物新芽一樣漸升，但依舊很脆弱，人們可以借助一些「升發之物」來提升體內的陽氣，例如韭菜。早春之韭鮮嫩碧綠，清香馥郁，是「升發」陽氣的好菜品。民俗說「一月蔥，二月韭」、「春日佳蔬韭為先」，說明春天的韭菜最好吃。胃腸不適者、眼疾患者不適宜吃韭菜。

韭菜 | 性溫、味辛微甘、入心肝、腎經。

韭菜的種子和葉子可補腎固陽、補腎益胃、充肺氣、散淤經滯、安五臟、經氣血、止汗固澀、止嗝逆；是藥食兩用的蔬菜。（引自「財團法人癌症基金會」官方網站）

材料　　韭菜 ⋯⋯⋯⋯⋯⋯⋯ 100 克
　　　　　核桃仁 ⋯⋯⋯⋯⋯⋯ 100 克
　　　　　鹽 ⋯⋯⋯⋯⋯⋯⋯⋯ 適量

做法

❶ 核桃仁用油炸黃備用，或可先過熱水燙掉皮再炸至黃色。

❷ 韭菜洗淨，切成段。

❸ 油鍋燒熱，放入韭菜段與核桃仁一起翻炒 2 ～ 3 分鐘。

❹ 最後調入鹽即可。

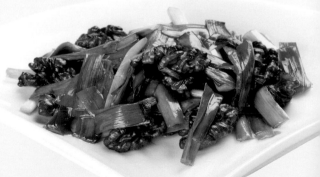

雜豆糯米粥

功效	□預防心血管疾病 □止咳化痰 □抗衰老 □養脾胃 □增強記憶力

- 黑豆所含的不飽和脂肪酸，可降低膽固醇，降低血液黏稠度，預防心血管疾病。
- 花生仁可止咳化痰、潤腸通便、增強記憶力、抗衰老。

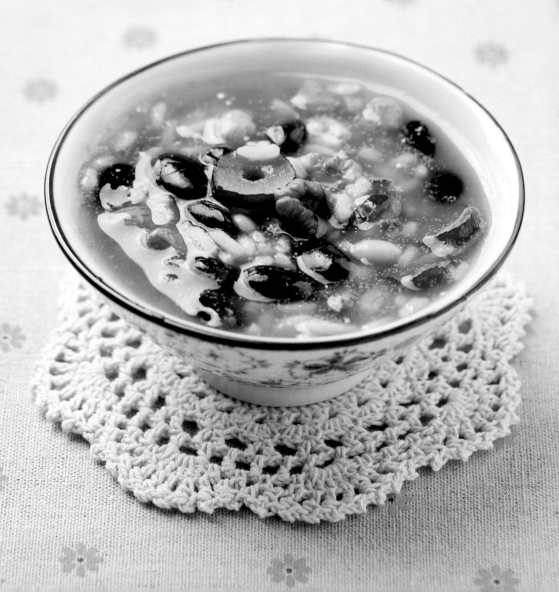

老中醫説　濕氣通於脾，脾胃為後天之本，亦是氣血生化之源。雨水時節，人體的肝陽、肝火、肝風會隨著春季的陽氣升發而上升，容易「肝強脾弱」，濕邪留戀，難以祛除。

唐代著名醫學家孫思邈在《千金要方》中提出「春時宜食粥」，主料可選擇用赤小豆、薏仁等利濕食材。孫思邈還指出，春天飲食應「省酸增甘，以養脾氣」，意思是説春天人們要多吃甘味食物，以補養人體的脾胃之氣，所以煮粥時可以添加山藥、大棗等甘味的配料。

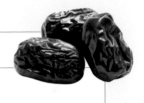

大棗　味甘，性溫，無毒。

大棗是一味中藥材，可補中益氣、養血安神，其維生素 C 的含量非常豐富。

材料　花生仁、糯米、核桃、黃豆、黑豆、大棗 ⋯⋯⋯⋯ 各適量

做法
❶ 大棗洗淨，去核，切片。
❷ 核桃去核。
❸ 黑豆、黃豆洗淨。
❹ 花生仁、糯米淘洗乾淨。
❺ 將所有材料一塊放入鍋內，加入適量水，小火煲熟即可。
❻ 可根據個人口味加紅糖或冰糖調節甜度。

小米枸杞子粥

功效 │ □促進腸胃功能　□舒緩眼睛疲勞、用眼過度　□健脾養胃

- 健脾養胃 益睛明目。
- 小米不僅可食用，入藥亦有清熱、除濕、滋陰、補脾腎、和腸胃、利小便、治水瀉等功效。
- 枸杞子是藥食兩用食材，味甘，性平，可以滋補肝腎、益精明目。

食療筆記 注意淘洗時不要用手搓，忌長時間浸泡或用熱水淘洗，以免營養流失。米與大棗同食，可益丹田、補虛損、開腸胃。

小米

代參湯的美稱。小米中含有多 種維生素、氨基酸、脂肪和碳水化合物， 還含有胡蘿蔔素和維生素 B1。其豐富的營養價值，對於體弱的老人和產婦來說，是春季非常理想的滋補佳品。

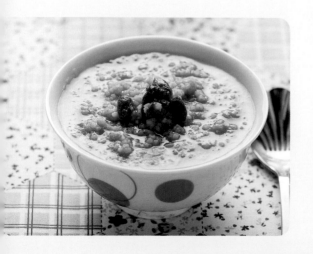

材料　　小米 ⋯⋯⋯⋯⋯⋯⋯ 50 克
　　　　　枸杞子 ⋯⋯⋯⋯⋯⋯⋯ 適量

做法

❶ 小米、枸杞子分別洗淨。

❷ 鍋中放適量水燒開後加入小米，攪拌一下防止粘鍋底。

❸ 待米軟粥稠時，將枸杞子放入鍋中稍煮片刻即可關火出鍋。

山藥薏仁粥

功效	□抗老防癌　□消除水腫　□幫助消化　□預防失智

- 養生離不開藥膳，藥膳的食材以當季食材為最佳，根據時節挑選食材，順應自然，身體可達到平衡狀態。
- 春天喝粥，勝似補藥。

食療筆記

山藥薏仁粥作為一道傳統藥膳，有滋腎益精、健脾益氣的功效。薏仁可利水、健脾、除痺、清熱排膿。

此粥若加芡實同食，補脾除濕，效果更強。清補脾肺、甘潤益陰，適用於脾肺氣陰虧損、午後低熱等症。成人吃了滋陰補陽，孩子吃了強健體魄。

山藥	味甘，性平，無毒，歸脾經、肺經、腎經。
可助消化、斂虛汗、止瀉。	

★ 料理小技巧

· 山藥最好選用鐵棍山藥，薏仁宜選瘦小、黃白色或白色且有光澤的。

材料

山藥	100 克
薏仁	50 克
糯米	50 克

做法

❶ 山藥去皮，洗淨，切塊。

❷ 糯米洗淨；薏仁洗淨，泡 12 小時。

❸ 將糯米、薏仁、山藥一起放進鍋內，加適量水，煮至軟爛即可。

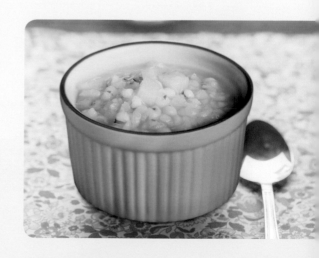

枸杞子雪梨酒釀湯

功效 │ ☐呼吸系統保健 ☐止咳化痰 ☐眼睛保養 ☐消腫

- 滋陰潤燥，適宜春秋食用。
- 酒釀可益氣、生津、活血、散結、消腫。本身帶甜味，可少加或不加白糖（吃糖太多不利於健康）。
- 枸杞子具有滋補肝腎、益精明目的功效。
- 雪梨可潤肺清燥、止咳化痰、養血生肌。

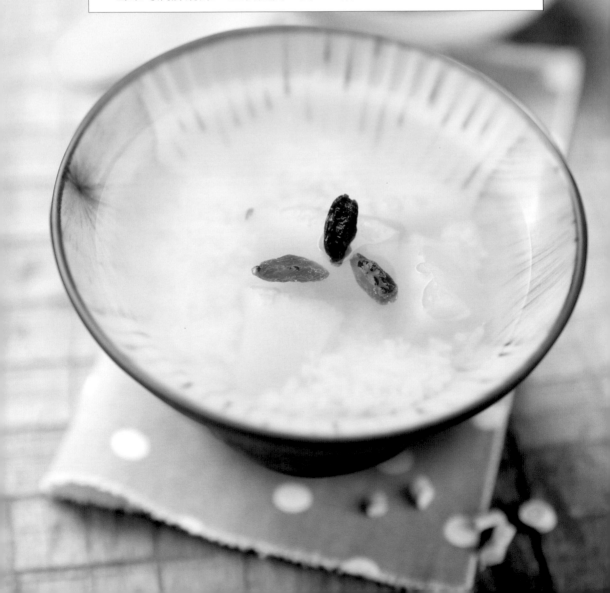

老中醫說

治病當論藥功，養病方可食補，藥補不如食補。

中醫認為：「五穀為養，五果為助，五畜為益，五菜為充，氣味和而服之，以補益精氣。」五穀發酵的酒釀，味甘、辛，性溫，可補氣養血助運化。坊間還常以酒釀搭配雞蛋做湯，驚蟄時節服之，可助陽祛寒。此外，酒釀蛋由於營養容易被人體吸收，成為很多產婦和大病初癒者補氣養血的佳品。

酒釀 味甘，辛，性溫

古代用五穀熬煮成湯液以滋養五臟，或將五穀發酵製成酒釀，作為治療用的藥劑。酒釀富含碳水化合物、胺基酸、維生素、微量元素等，有通血活絡、溫中和胃、提神解乏之功效。孕婦適量食用可利水消腫，哺乳期婦女適量食用可通利乳汁。

材料
雪梨 ⋯⋯⋯⋯⋯⋯⋯⋯⋯⋯⋯⋯⋯⋯⋯⋯⋯⋯⋯⋯⋯⋯⋯⋯ 1 個
枸杞子、白糖、太白粉勾芡、酒釀 ⋯⋯⋯⋯⋯⋯⋯ 各適量

做法
❶ 將雪梨去皮切塊，枸杞子洗淨。
❷ 鍋中加適量水，放入雪梨塊、枸杞子、酒釀、白糖攪拌均勻。
❸ 大火將水燒開後加入太白粉勾芡，攪拌至湯濃稠即可。

★ 料理小技巧
· 酒釀即米酒，用糯米或大米為原料，經過酒麴發酵而成。
· 最好選用老酒釀，購買時注意觀察玻璃罐中的米，米中央洞大的較老。

枇杷陳皮湯

功效 │ □保養呼吸系統 □潤肺化痰、緩解胸悶咳嗽 □滋養潤燥

- 潤肺清熱，止咳化痰。將枇杷葉與陳皮放一起食用可防治胸悶咳嗽，有潤肺止咳、滋養潤燥的功效。
- 枇杷葉具有潤肺化痰、止咳的功效。
- 陳皮具有理氣燥濕、化痰止咳、健脾和胃的功效。

枇杷 春季易上火，生痰，黃澄澄的枇杷，是止咳潤肺的佳品。

除了鮮吃外，枇杷肉還可製成糖水罐頭或用來釀酒。枇杷葉是中藥的一種，葉曬乾入藥，有清肺熱、降氣化痰的功效。

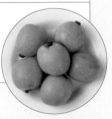

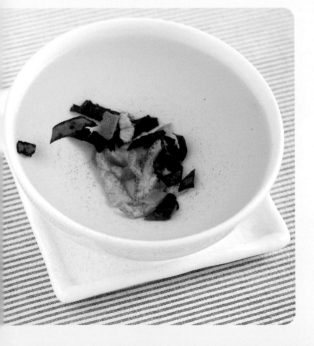

材料　枇杷葉 ……………………… 6 克
　　　　陳皮 ………………………… 10 克
　　　　蜂蜜 ………………………… 適量

做法

❶ 枇杷葉洗淨；陳皮洗淨，撕成條。

❷ 將枇杷葉和陳皮放入鍋中，加適量水，大火煮沸後轉小火煲 15 分鐘。

❸ 待湯晾至微溫，加蜂蜜調味即可。

★ 料理小技巧
· 陳皮以廣東江門所產，或是保存三年以上者，入藥效果更佳。

菊花雪梨湯

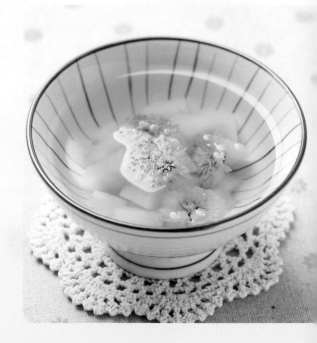

功效 │ □降火、降血壓　□醒酒、利尿、解毒瘡　□止咳化痰

- 菊花可以清熱、解毒、明目，也可以降火、降血壓等。
- 雪梨有清心潤肺的功效，還可以降血壓、清熱、潤燥、醒酒、利尿。

食療筆記

《本草綱目》認為梨能「潤肺涼心、消痰降火、解毒瘡和酒毒」。驚蟄時節，乍暖還寒，易患呼吸系統疾病。梨性寒、味甘，食之可生津潤肺、止咳化痰，而且梨富含果酸、鐵、維生素等，營養豐富。

菊花 味苦、甘，性微寒。

菊花自古就被譽為花中四君子之一，我國自古有重陽節賞菊和喝菊花酒的習俗；古神話中，菊花有吉祥、長壽的含義。

材料
雪梨 ································· 1 個
菊花 ································· 5 朵
冰糖 ································· 適量

做法

❶ 雪梨洗淨，去皮，切塊。菊花洗淨。

❷ 鍋中加水，把雪梨塊和菊花、冰糖一起放入，大火燒開後轉小火煮 15 分鐘。

❸ 盛出晾至微溫即可食用。

★ 料理小技巧
・ 可加點枸杞子，對眼睛有益。

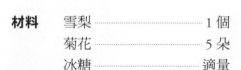

燕窩大棗粥

功效	□呼吸系統保養　□美容養顏
	□緩解肺結核咳血、支氣管炎、肺氣腫等症

- 此粥具有補肺養陰、鎮咳止血的功效，往往用於緩解肺結核咳血、支氣管炎、肺氣腫等症。
- 年老體弱之人服用此粥有益氣強身之功用；女性食之可美容養顏。

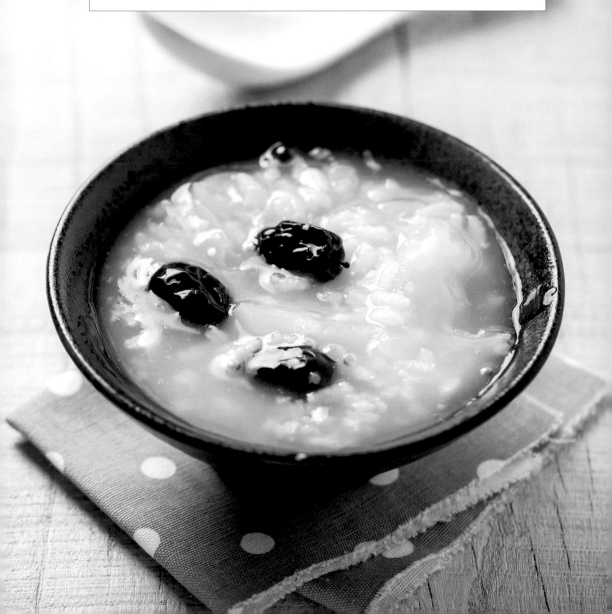

老中醫說

春天是疾病復發的季節，俗話說「百草回芽，百病發作」，尤其是病菌、花粉、粉塵等，容易對肺部產生侵害，而且春季多風，空氣較乾燥，容易上火，皮膚也容易缺水，所以這時候用燕窩滋補尤為恰當。燕窩含有豐富的營養物質，能夠補充身體所缺能量。

燕窩　性平，味甘，可滋陰潤燥。

泡發燕窩是一門學問，燕窩品種、季節、濕度、室溫、水溫，甚至早晚的不同，泡發出的燕窩都會大不一樣。

材料

燕窩	1	盞
大棗	3	顆
白米	100	克

做法

❶ 燕窩用冷水浸泡 5 個小時左右，泡發後沖洗乾淨，用鑷子去掉燕毛，用手撕成條狀。

❷ 白米和大棗分別洗淨。

❸ 鍋中放入白米和適量水，煮至米微熟，再放入燕窩和大棗煮 30 分鐘即可。

★ 料理小技巧

・ 煮粥期間需要攪拌，以防粘鍋底，可加冰糖調節甜度。

桂花紫山藥

功效 | □促進消化 □補氣血 □消除疲勞 □健胃

- 桂花淡黃色，芳香，可製作糕點、糖果，還可釀酒。
- 這裡的紫山藥是用紫甘藍汁把白山藥調成的紫色，不僅顏色好看，而且營養豐富，富含多種維生素，具有補脾養胃、助消化的功效。

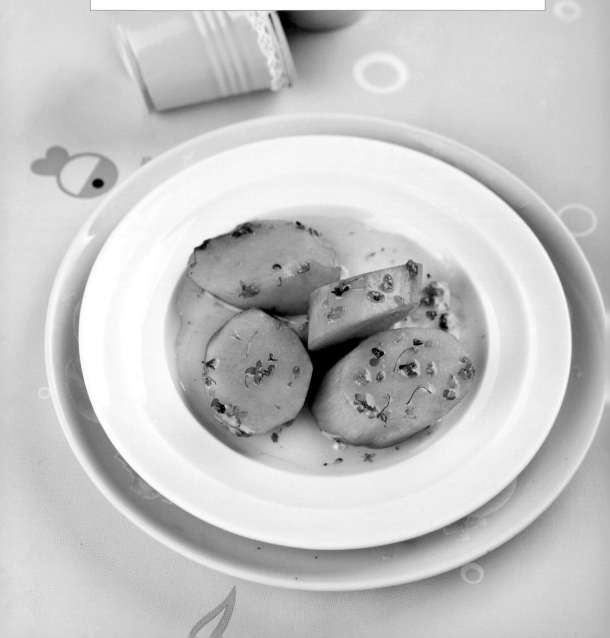

食療筆記 此道料理具有補脾養胃，助消化的功效。

春季乾燥，容易上火，桂花搭配山藥進食，不僅能緩解身體不適，調養身體，還能為春季餐桌增添色彩。

桂花 通常以花、果、根入藥，歸經於心、脾、肝、胃經。

花：散寒破結，化痰止咳，用於牙痛，咳喘痰多，經閉腹痛。果：暖胃，平肝，散寒，用於虛寒胃痛。根：祛風濕，散寒，用於風濕筋骨疼痛，腰痛，腎虛牙痛。（引自「台南護理專科學校－中藥查詢」網站）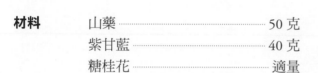

材料

山藥	50克
紫甘藍	40克
糖桂花	適量

做法

❶ 山藥洗淨，上蒸鍋蒸熟，晾涼去皮，斜刀切塊。

❷ 紫甘藍洗淨切碎，用榨汁機榨成汁。

❸ 將山藥在紫甘藍汁裡浸泡1小時至均勻上色，澆上糖桂花即可。

★ **料理小技巧**

‧ 山藥去皮時容易引起皮膚過敏，建議戴上手套。

‧ 山藥去皮後易氧化變黑，所以應盡快烹煮。

山藥雞湯

功效 │ □降血糖　□改善更年期症狀　□補氣血　□消除疲勞

- 此湯可健脾、補腸胃、補肺、益腎、補虛。
- 適用於脾虛洩瀉、久痢、虛勞咳嗽、小便頻等症。但不可多食，以免進補過度。

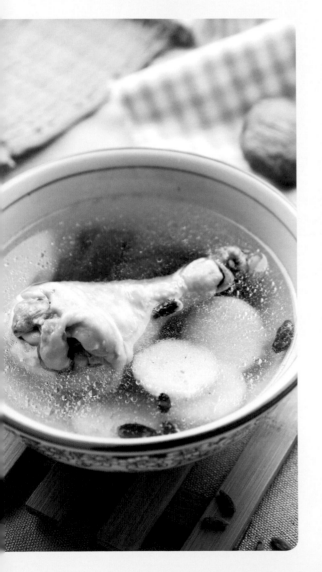

材料　　雞腿 ⋯⋯⋯⋯⋯⋯⋯⋯1 個
山藥 ⋯⋯⋯⋯⋯⋯⋯200 克
胡蘿蔔 ⋯⋯⋯⋯⋯⋯50 克
枸杞子 ⋯⋯⋯⋯⋯⋯5 克
鹽 ⋯⋯⋯⋯⋯⋯⋯⋯適量

做法

❶ 雞腿洗淨，放入沸水中氽燙起鍋，放置一旁待用。

❷ 山藥去皮，洗淨，切片。

❸ 胡蘿蔔洗淨，切片。

❹ 枸杞子在水中浸泡。

❺ 鍋內放入雞腿、胡蘿蔔片和適量水煮。

❻ 再放入山藥片同煮，待全部食材煮熟後，放入枸杞子稍煮幾分鐘。

❼ 加鹽調味即可。

★ 料理小技巧

· 山藥去皮處理時盡量避免直接接觸皮膚，以防過敏發癢。

· 煲湯中途不要加水，否則湯水溫度突然下降，會導致雞肉裡的蛋白質凝固，不能充分溶解於水，影響湯的口感。

櫻桃桂圓甜湯

功效 | □補血養顏　□健脾開胃　□養血安神

- 此湯有助緩解缺鐵性貧血。
- 櫻桃，其鐵含量高，補鐵、抗貧血，具有補中益氣、補血養顏、健脾開胃、祛風除濕的功效。
- 桂圓又稱龍眼，有壯陽益氣、補益心脾、養血安神、潤膚美容等功效。

食療筆記　需要注意的是，櫻桃屬火，屬於熱性水果，不可多食，陰虛體質、腎功能不全、便秘者更應少食或不食。

櫻桃 性溫，味甘、微酸

鐵元素含量高，富含多種維生素，屬於營養價值高的水果之一，被稱為「春果第一枝」。春天吃櫻桃可發汗、益氣、祛風。

材料
櫻桃 ⋯⋯⋯⋯⋯⋯ 30 克
桂圓 ⋯⋯⋯⋯⋯⋯ 30 克
枸杞子 ⋯⋯⋯⋯⋯ 15 克
白糖、香菜葉⋯⋯⋯ 各適量

做法

❶ 櫻桃、枸杞子分別洗淨。

❷ 桂圓去殼，取出桂圓肉。

❸ 將櫻桃、桂圓肉和枸杞子一同放入鍋內，加水煎煮 20 分鐘。

❹ 最後加白糖調味，撒上香菜即可。

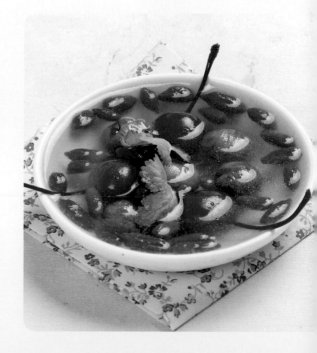

菠菜核桃仁

功效 | □抗衰老　□促進血液循環　□降低膽固醇　□防癌抗癌
　　　　□緩解腸躁

- 菠菜可養血止血、斂陰潤燥、通腸導便，還可抗衰老，增強抗病能力。
- 核桃仁可補虛強體、健腦防老、降低膽固醇、防癌抗癌。

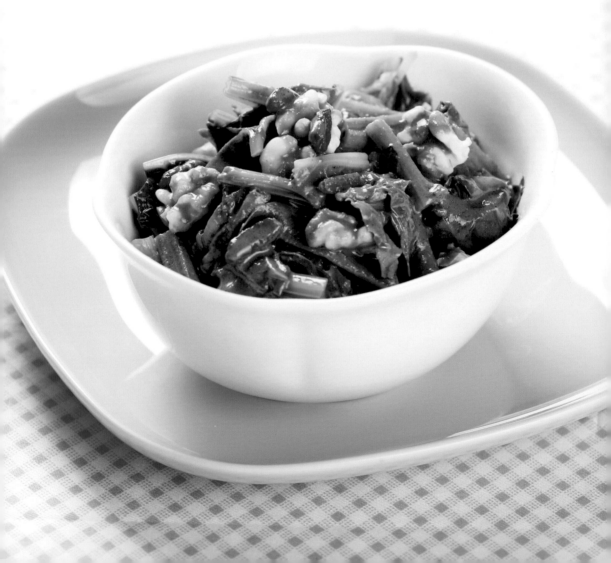

食療筆記 春季是心臟病發作的高峰期，此時氣溫起伏不定，溫差較大，所以心血管疾病發生率較高。菠菜富含的營養物質，可保護我們的心臟，增強抵抗力，延緩衰老。

核桃仁 性溫，味甘，可補腦健腦。

核桃仁為胡桃的種子，藥用可以溫肺補腎、定喘潤腸，可緩解腎虛腰痛、腳軟、虛寒喘咳、大便燥結等症。

菠菜 保護心臟，增強抵抗力。

菠菜為春季應時蔬菜，多吃菠菜還能緩解因為肝陰不足而導致的高血壓、頭暈等症狀。但腎結石患者、脾胃虛寒者不宜過多食用菠菜，尤其不建議和海鮮、豆製品同食，避免引起不適。

材料

菠菜⋯⋯⋯⋯⋯⋯⋯⋯⋯⋯ 200 克
核桃仁⋯⋯⋯⋯⋯⋯⋯⋯⋯ 50 克
枸杞子⋯⋯⋯⋯⋯⋯⋯⋯⋯ 5 克
芝麻醬、鹽、香油、醋等⋯⋯各適量

做法

❶ 菠菜洗淨，汆燙後過涼水。

❷ 核桃仁切成小塊。

❸ 枸杞子洗淨，煮軟。

❹ 將這三種食材共同放入碗中，加入鹽、香油、醋調味。

❺ 最後淋上芝麻醬攪拌均勻即可。

★ 料理小技巧
・菠菜根有很好的食療作用，擇洗時不要丟棄。

車前子田螺湯

功效 │ □消化系統保養 □消水腫 □有助小便不順

- 清熱濕，利尿通淋。
- 車前子性寒、味甘，有清熱利尿、滲濕止瀉的功效，可以用於治療小便不利、淋濁帶下、水腫脹滿、暑濕瀉痢等症。
- 田螺可瀉熱明目、利水消腫、解暑止渴、解毒醒酒。

田螺 性寒，素有「盤中明珠」的美譽。

清明時節，有些地方有吃田螺的習慣。此時的田螺尚未因繁殖而消耗精華，最為肥壯正是食用的最佳時節。田螺不僅是佳餚，而且有養生治病之效，尤其適宜黃疸、水腫、小便不順暢者。田螺性寒，脾胃虛寒者、風寒感冒者、女性經期及產婦忌食田螺。

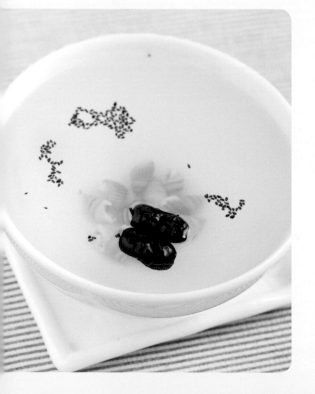

材料

車前子⋯⋯⋯⋯⋯⋯⋯10 克
田螺⋯⋯⋯⋯⋯⋯⋯100 克
大棗⋯⋯⋯⋯⋯⋯⋯2 顆
鹽⋯⋯⋯⋯⋯⋯⋯適量

做法

❶ 車前子洗淨。

❷ 大棗洗淨去核。

❸ 田螺放水中養 2～3 天，排盡廢物洗淨。

❹ 車前子、大棗和田螺放入砂鍋中，加入適量水，大火煮沸後轉小火煲 40 分鐘。

❺ 加鹽調味即可。

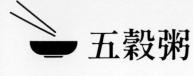

五穀粥

功效 │ □促進新陳代謝 □消水腫 □溫陽補虛

- 益肝健脾、和胃滑腸、除煩濕、溫陽補虛。結合體質、氣候，調整雜糧種類，一年四季，均可食用。
- 薏仁利膈開胃，清熱利尿，能夠促進新陳代謝。加入大米，能使粥黏稠潤滑，又緩和了雜糧粗糙的口感。
- 黑米具有滋陰補腎、健脾暖肝、明目活血的功效。

老中醫說 吃五穀雜糧，補益五臟。小米養脾，大米潤肺，小麥養心，高粱養肝，豆類養腎。中醫認為「五穀為養」，常吃五穀雜糧，有補益精氣的作用。人體精氣充足，氣血調和，自然神清氣爽，百病皆消。堪稱春季養肝補虛之必備品。同時要注意，不能過多或只進食粗糧，否則容易造成營養不良，「粗糧細作」就是一種非常好的膳食結構。不過，有腸胃病的人要避免吃太多蕎麥類和豆類粗糧，以免脹氣。

五穀

通常指稻、黍、稷、麥、菽。 稻俗稱水稻、大米；黍俗稱黃米；稷又稱粟，俗稱小米；麥俗稱小麥，製作麵粉用；菽為豆類的總稱。此粥所用皆為甘物，春季養生宜多食。

材料

蕎麥	10 克	脫皮綠豆	10 克
薏仁	10 克	糙米	10 克
黑米	10 克	赤小豆	10 克
芡實	10 克	麥仁	10 克
桂圓	5 個	白米	50 克

做法

❶ 蕎麥、薏仁、黑米、芡實、脫皮綠豆、糙米、赤小豆、麥仁洗淨後泡在水中 2 小時。

❷ 桂圓去殼取肉；白米洗淨備用。

❸ 將上述食材一起入鍋，加水燜煮，煮至豆爛米熟即可。

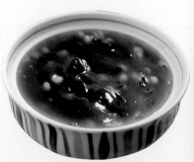

玉米鬚粥

| 功效 | □可利水消腫　□通血脈、降三高　□保護心臟　□改善腎功能 |

- 玉米鬚俗稱「龍鬚」，有一定的保健用途。
- 枸杞子富含維生素和不飽和脂肪酸，可養肝、滋腎、潤肺。
- 白米有補中益氣、健脾養胃、和五臟、通血脈的功效。

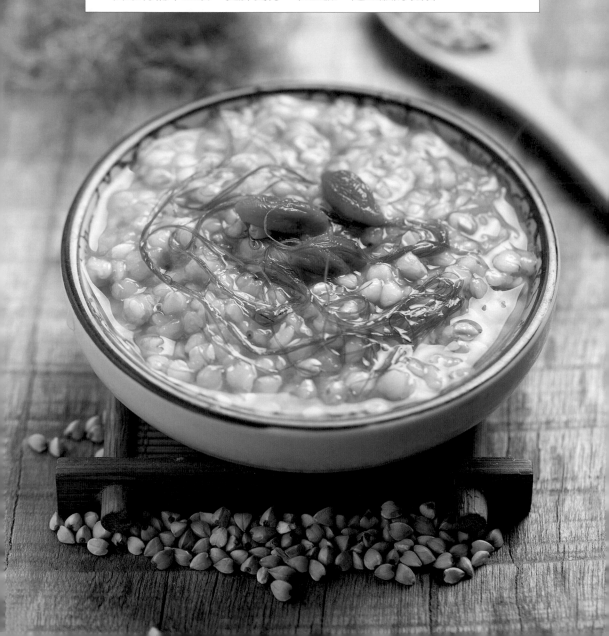

老中醫說

巧用玉米鬚，製成藥膳，防病保健康。坊間一直有「一根玉米鬚，堪稱二兩金」的說法，玉米鬚更有「龍鬚」之稱。《民間常用草藥匯編》曰：「龍鬚能降低血壓，利尿消腫。治鼻血、紅崩。」但要注意用量，乾的一般每次用 3～5 克，新鮮的可適當多一些。玉米鬚泡水喝可利水消腫、降三高、保護心臟、改善腎功能。玉米鬚搭配蒲公英有祛濕排毒、緩解腎炎的作用；搭配菊花有降血壓的作用；搭配山楂、荷葉可擴張血管，清除血管垃圾，防治動脈硬化等，還可輔助治療婦人乳結、乳汁不通以及膽囊炎、黃疸等。

藥膳的搭配講究因地、因時、因人，也講究食材寒熱溫涼及飲用者體質的寒熱虛實。此粥，不同地域，因地制宜；不同體質，因體選方；不同年齡，食補各異，此粥非常適合老年人食用。亦可適當增減分量，以適宜所有人食用。

玉米鬚　味甘、性平

玉米鬚可在夏秋收集，鮮用或曬乾用均可，有利水、通淋、止血、降血壓的功效。

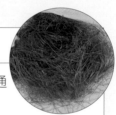

材料		
玉米鬚	……………………	3 克
枸杞子	……………………	適量
白米	……………………	100 克

做法

❶ 玉米鬚洗淨；枸杞子洗淨；大米淘洗乾淨。

❷ 將所有材料一同放入鍋中，加適量水，煲成粥即可。

★ **料理小技巧**

・做此粥宜選用柔軟、有光澤、略透明的玉米鬚，顏色一般呈淡綠色。

天麻川芎雨前茶

功效 | □緩解頭痛　□保健牙齒

- 此道茶是以天麻為主材，具有平肝息風的功效。祛風止痛，可緩解頭痛。
- 雨前茶富含多種維生素和胺基酸，可清火祛病、健牙護齒。

老中醫說　雨前茶，又叫谷雨茶、二春茶。明代許次紓在《茶疏》中談到採茶時節：「清明太早，立夏太遲，穀雨前後，其時適中。」說明清明後，穀雨前，也就是陽曆 4 月 5 日至 4 月 20 日是採春茶的最佳時節。此時的春茶肥碩，色澤翠綠，葉質柔軟，且含有豐富的維生素，特別是胺基酸含量高。不但使春茶滋味鮮活，且香氣宜人，富有保健作用。

天麻　味甘，性平，入肝經。

雨前茶　味醇形美，是茶中佳品。

具有利水祛濕、活血化瘀的作用，是血管清道夫，還可以促進血液循環，加快新陳代謝、清利肝膽。

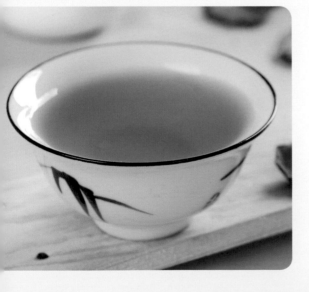

材料

天麻	5 克
雨前茶	5 克
白芷	5 克
川芎	10 克

做法

❶ 將天麻、白芷、川芎三味藥加適量水，煎至半碗。

❷ 去渣後再添 1 碗水，煎至半碗。

❸ 飲前趁熱放入雨前茶。

桃花白芷酒

功效 | □促進血液循環 □養顏美容 □改善女性經期問題

- 此藥酒可活血通絡、潤膚祛斑，每次飲 1～2 盅即可。
- 桃花可消食順氣，輔助治療痰飲、積滯、小便不利、女性經閉等症。
- 白芷可以祛風、燥濕、消腫、止痛。

老中醫說　春天穀雨節氣桃花盛開，其不但可供觀賞，也是美容滋補的良藥。《千金要方》載：「桃花三株，空腹飲用，細腰身。」用桃花泡水喝，可以購買乾桃花。桃花茶具有美容作用，主要是因為花中含有山奈酚、香精、豆精、三葉豆苷和維生素等營養物質，可以擴張血管，疏通脈絡，潤澤肌膚，改善血液循環，促進皮膚營養和氧供給，使促進人體衰老的脂褐素加快排泄，防止黑色素沈積。

桃花 味苦，性平，無毒。

桃花的主要功效就是祛除身體中的水氣，屬於輕微的瀉藥，長期服用會損耗身體的元氣以及陰血，所以不宜長期服用。孕婦忌服。

材料　乾桃花 ⋯⋯⋯⋯⋯⋯⋯25 克
白芷 ⋯⋯⋯⋯⋯⋯⋯⋯30 克
白酒 ⋯⋯⋯⋯⋯⋯⋯⋯適量

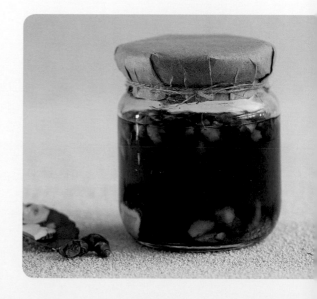

做法

❶ 將乾桃花、白芷置於容器中。

❷ 加入白酒，密封，浸泡 30 天後，過濾去渣，即成。

大棗胡蘿蔔豬肝湯

功效 | □安神　□促進消化　□養顏美容　□增進眼睛保健

- 此湯可養心安神、明目。
- 豬肝富含蛋白質、脂肪、維生素、鈣、磷、鐵等,可補血補鐵。
- 胡蘿蔔是春季和冬季的主要蔬菜之一,可以消食、除脹氣、益肝明目、通便、美容。

 老中醫說 　過了穀雨便意味著春季快過去了,按照中醫「春養肝」的觀點,要抓緊時機調理肝臟。此時的食療要點重在養肝清肝、滋養明目。而豬肝是較為理想的食材。但因其膽固醇含量較高,故高血壓、冠心病患者應少食。

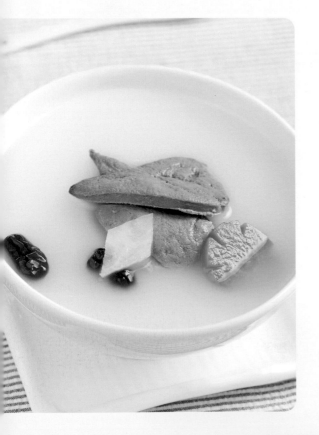

材料

豬肝	100 克
大棗	2 顆
胡蘿蔔	1 根
薑片、鹽、料酒	各適量

做法

❶ 大棗洗淨。

❷ 胡蘿蔔洗淨切塊。

❸ 豬肝洗淨切片,用料酒醃製 30 分鐘。

❹ 鍋中加水,放入大棗、胡蘿蔔,大火煮沸後,再放入豬肝、薑片,待豬肝熟透。

❺ 加鹽調味即可。

★ 料理小技巧

- 在煮湯時加幾滴高濃度白酒,可去除豬肝的腥味。

香椿炒山藥

| 功效 | □幫助消化　□預防心血管病　□提高免疫力　□養肺　□滋補腎氣 |

- 有健脾開胃、潤肺生津的作用。
- 香椿含鈣、磷、鉀、鈉等成分，有補虛壯陽、補腎養發、止血止痛等功效。
- 山藥可健脾益胃、助消化、滋腎益精、益肺止咳，可預防心血管病。

香椿　祛風利濕，止血止痛。

民間有諺語：「雨前香椿嫩如絲」，這時的香椿醇香爽口，營養價值高，拌、炒、汆燙、做湯皆可。中醫認為，香椿具有祛風利濕、止血止痛、美容、驅蟲等功效，可以提高身體免疫力、止瀉、抗菌、消炎、潤膚。

材料

香椿	150 克
山藥	200 克
鹽	適量

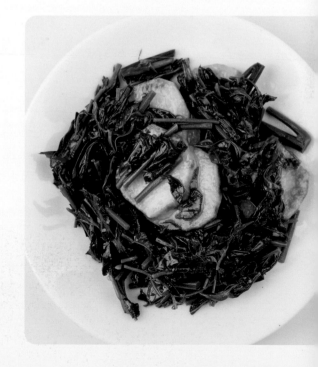

做法

❶ 山藥去皮，洗淨，切片。

❷ 香椿洗淨，焯水後切段。

❸ 起油鍋，先放山藥片，炒熟後，再加入香椿，炒至變色。

❹ 加鹽調味即可。

夏令食療

立夏
飲食宜清淡忌油膩

立夏時間：5/5~5/7

人們在春夏之交要順應天氣的變化，重點關注心臟的養護。心為陽臟，主陽氣，心臟陽氣能推動血液循環，維持人的生命活動。**養心可多吃紅色食物，如大棗、西紅柿、櫻桃、赤小豆等，能補益心脾，養血安神。**立夏意味著夏季的到來，氣溫也會一天比一天熱，人的心情會變得煩躁，極易動怒、上火。**夏季屬火，飲食宜清淡，忌油膩，可吃一些有助於消暑的食物，**如黃瓜、荷葉、冬瓜、芒果、西瓜等，多補充纖維素、維生素 C 和 B 群等維生素，加快身體新陳代謝。

炎熱的夏天人體消耗較大，需及時補充營養素和津液，但暑濕困脾，人往往不欲飲食，所以可以吃點稀食，消暑養胃。早晨可以喝豆腐腦或者稀飯，午餐喝湯，晚餐可喝點綠豆粥或荷葉粥。

小滿
防治病邪

小滿時間：5/20~5/22

夏熟作物的籽粒開始灌漿飽滿，但還未成熟，故稱小滿。小滿節氣的到來，預示著夏季悶熱潮濕的天氣將要到來，這時候人體容易受到濕邪入侵，此時的**養生應從增強機體的正氣和防治病邪的侵害這兩方面入手。**平時飲食宜清淡，衣著宜簡單涼爽，以利於汗液排出，熱量疏散。

桂圓	酸棗仁	大蒜	綠豆	楊梅	百合
益心脾，補氣血	可安神、治失眠	溫中健胃、消食理氣	利尿消腫、利於消暑	促進胃腸消化、排毒養顏	養心安神、潤肺止咳

芒種
清補生津止渴

芒種時間：6/5~6/7

芒種時節天氣日漸炎熱，「苦夏」來臨，是消耗體力較多的季節，芒種節氣裡，氣溫升高，降水多，空氣濕度增加後，體內汗液無法通暢地發散出來，濕熱之下，人難免感到四肢困倦、萎靡不振，許多人食慾不振。**在飲食上面，以清補為主，多吃暑益氣、生津止渴的食物，忌貪涼；同時可適當吃一些苦味食物，如苦瓜、蓮子等，對人體大有裨益，正所謂「苦夏食苦夏不苦」。**老年人因機體功能減退，溫度過高導致消化液分泌減少，心腦血管不同程度地硬化，因此還要輔以護胃益脾、降壓降脂的食物。

夏至
宜調息靜心

夏至時間：6/20~6/22

夏至後天氣逐漸炎熱，**暑易傷氣，若汗瀉太過，會令人頭昏胸悶、心悸口渴、惡心，甚至昏迷。**若安排室外工作和體育鍛鍊時，應避開烈日熾熱之時，加強防曬措施。運動最好選擇在清晨或傍晚天氣較涼爽時進行，場地宜選擇在公園等空氣新鮮的地方。夏季要神清氣和，快樂歡暢，心胸寬闊，精神飽滿，對外界事物要有濃厚的興趣，培養樂觀外向的性格，以利於氣機的通洩。嵇康《養生論》曰：「更宜調息靜心，常如冰雪在心，炎熱亦於吾心少減，不可以熱為熱，更生熱矣。」即「心靜自然涼」，這是一種精神調養。

枇杷	荔枝	魚腥草	鯉魚	枸杞子
清肺胃熱、降氣化痰	補腦健身、促進食慾	利尿通淋、清熱解毒	滋補健胃、利水通乳	可養肝、滋腎、潤肺

小暑
消暑化濕
飲食清淡

　　小暑時節，飲食以清淡為主，應側重健脾、消暑、化濕，菜餚要做得清淡爽口。起居有常，適當運動，多靜養。要保證充足的睡眠，並利用午睡彌補夜晚睡眠之不足。**這個時節心臟較脆弱，暑熱容易使人心情煩躁，易傷心血，平時要注意有意識地調節情緒，以免傷及臟腑。**暑天氣溫高，濕度大，患有心肌炎後遺症的人易出現心律變緩、胸悶氣短等症狀。進入伏天，津液耗失大，可以喝些淡鹽水或茶水。

梅子	冬瓜	蕎麥	荷葉	蓮藕
緩解久咳肺虛，涼果之王	清熱解毒、利水消腫	抗菌、消炎、止咳、平喘	解除暑熱煩渴，改善水腫	補益氣血、增強人體免疫力

春養肝，
夏養心，
秋養肺，
冬養腎。

大暑時間：7/22~7/24

大暑
補氣健脾 消暑生津

大暑時節最主要的特點就是高溫和潮濕，天氣炎熱時，人們容易心情煩躁，因此，要做好精神調養，謹守「靜心養生」的原則。**飲食宜清淡多樣，以補氣健脾、消暑生津為主**，可多食綠豆、黃瓜、苦瓜、蓮藕、鴨肉、冬菇、紫菜、西瓜、薏仁、冬瓜、蘆根、白茅根等食物及藥食兩用之品。廣東一些地區有「吃仙草」的習俗，仙草又名涼粉草、仙人草等，是重要的藥食兩用植物，由於其神奇的消暑功效，被譽為「仙草」。福建人過大暑愛吃荔枝，荔枝可以驅除暑濕、滋補身體，民間認為大暑日吃荔枝，其營養價值等同人參，很是滋補。

西瓜
清涼解暑、開胃生津

絲瓜
清涼利尿、活血通經

黃鱔
調節血糖，糖尿病患者的理想食物

薑
改善食慾，驅除體內寒濕

桃仁
活血祛瘀、潤腸通便

酸棗仁桂圓粥

功效 | □容易失眠、睡眠品質不佳者 □心悸

- 此粥適合容易失眠的老年人食用。
- 補血、養心安神、益腎固精，用於虛火內擾，心脾兩虛，以致失眠心悸等症。
- 此粥每天食用 1 次，晚上睡前 1 小時左右溫服，有助於睡眠。

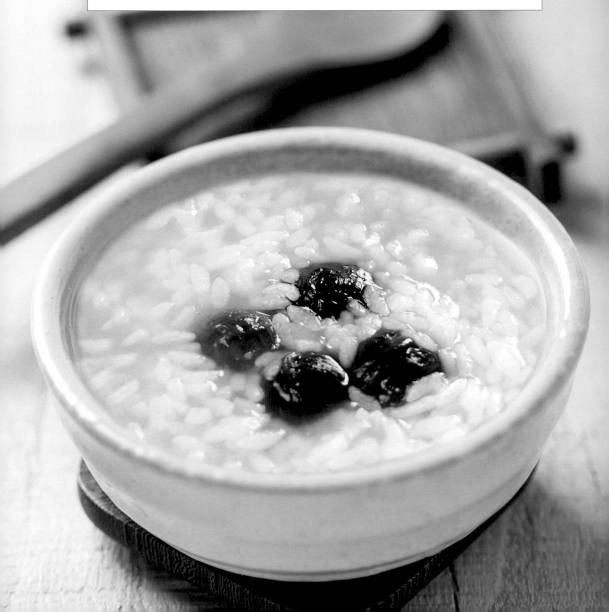

食療筆記　藥膳是從「藥食同源」的思想出發，運用各種烹飪技法，讓藥物的功效和食物的美味結合在一起。酸棗仁桂圓粥，結合了桂圓和酸棗仁的功效，適用於夏季心神不寧、睡眠質量不佳以及血虛體質的人食用。

桂圓　性溫，味甘，益心脾，補氣血。

明朝李時珍在《本草綱目》寫道：「龍眼味甘，開胃健脾，補虛益智」。又讚：「食以荔枝為貴，而滋以龍眼為良」。
常用於思慮過度，勞傷心脾引起的怔忡、失眠健忘、食少體倦、脾虛氣弱、便血崩漏、氣血不足或貧血等症。（引自「醫藥人」第 45 期）

酸棗仁　性平。味甘、酸。

《本草綱目》：「其仁甘而潤，故熟用療膽虛不得眠，煩渴虛汗之證；生用療膽熱好眠，皆足厥陰、少陽藥也。」常用於養心益肝、安神、斂汗。用於神經衰弱、失眠、多夢、盜汗。（引自台南護理專科學校－中藥查詢網站）

材料　　桂圓 —————— 15 克　　芡實 —————— 30 克
　　　　　酸棗仁 —————15 克　　白米 —————— 適量

做法　　❶ 酸棗仁洗淨敲碎，桂圓去殼取肉，芡實洗淨，酸棗仁和芡實用紗布包好。

　　　　　❷ 鍋中放入裝有酸棗仁和芡實的紗布袋，加入適量水，稍煮片刻。

　　　　　❸ 撈出紗布袋，繼續放入白米和桂圓，熬煮成粥即可。

★ 料理小技巧
· 此粥中的酸棗仁，要用炒熟的，在中藥店買酸棗仁時，記得問清楚是不是炒過的。

蒜泥拌黃瓜

功效 □利水利尿　□清熱解毒　□預防感冒

- 黃瓜味甘、性涼，入脾經、胃經、大腸經，具有利水利尿、清熱解毒的功效。
- 大蒜有溫中健胃、消食理氣的作用，還能殺蟲解毒、預防感冒。

 老中醫說 立夏要靜心，勿貪涼，保證充足睡眠。老中醫認為，「夏氣與心氣相通」，因此立夏養生一定要重視靜養，避免劇烈運動，因為運動容易出汗，大量出汗會損傷陽氣。

飲食上宜清淡，以易消化、富含維生素的食物為主，魚、奶、番茄、苦瓜、青瓜、萵筍、綠豆、蓮子、西瓜、草莓等都是不錯的選擇。

大蒜 性溫，味辛。可作為一味中藥材入藥使用。

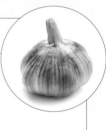

大蒜有獨蒜、多瓣和紫皮、白皮的不同，其中以獨頭紫蒜最好。大蒜適宜生吃，遇熱保健效果會降低。但肝病患者、眼疾患者及脾虛、腹瀉者不宜多食大蒜。

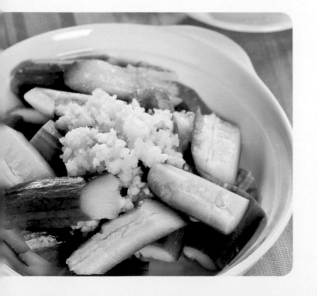

材料

新鮮黃瓜	1根
大蒜	半頭
鹽	適量

做法

❶ 黃瓜洗淨拍鬆，斜刀切塊。

❷ 大蒜剝衣洗淨拍碎。

❸ 將黃瓜放入容器中，放入蒜泥、鹽拌勻即可。

❹ 視個人口味可另外添加醬油、醋、辣椒油等調料。

銀耳蓮子綠豆湯

功效 │ □降膽固醇、血脂　□抗過敏、抗菌　□保肝護腎

- 銀耳味甘、淡，性平，有補脾開胃、益氣清腸、滋陰潤肺的作用。
- 蓮子具有補脾止瀉、止帶、益腎澀精、養心安神之功效。
- 綠豆清熱之功在皮，解毒之功在肉，可降血脂、降膽固醇、抗過敏、抗菌、增強食慾、保肝護腎。

綠豆 **味甘、性寒，無毒，入心胃兩經**

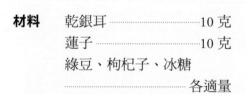

綠豆有具有清熱消暑，利尿消腫，潤喉止渴及明目降壓的功效，是夏季常見的消暑食品，但體質虛寒者，不宜多食。（引自「醫藥人」第 87 期）

材料　　乾銀耳 …………………10 克
　　　　　蓮子 ……………………10 克
　　　　　綠豆、枸杞子、冰糖
　　　　　………………………各適量

做法

❶ 綠豆洗淨。

❷ 乾銀耳泡軟去蒂，撕成小塊。

❸ 蓮子去心泡 30 分鐘。

❹ 將上述食材放入鍋中，加適量水，熬煮 2 小時。

❺ 加入枸杞子、冰糖拌勻即可。

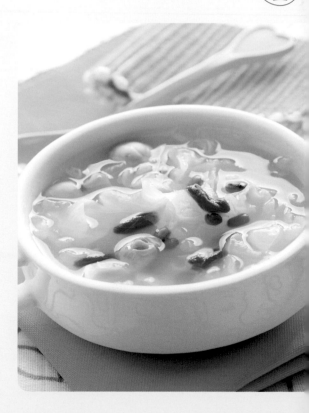

★ **料理小技巧**

· 注意綠豆不要煮過爛，以免降低藥性。

胭脂楊梅酒

功效 | □解暑防暑　□促進消化　□促進身體酸鹼平衡

- 果酒中的鉀、鈣、鎂、鈉等含量較高，為鹼性食品，能有效中和米飯、饅頭等主食內含有的酸性物質，從而使人體達到酸鹼平衡，使身體處於健康狀態。

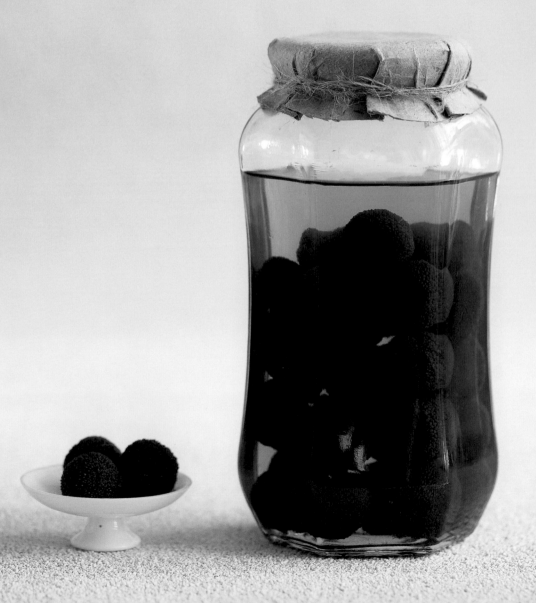

食療筆記　此酒口味香醇，夏季飲用可防暑解暑。據傳，早在元朝末期，古人就會製作楊梅酒。中醫認為，楊梅可「止渴、和五臟、滌腸胃、除煩憒惡氣」，為老少皆宜的佳品。但楊梅性溫，久食可能會引起發熱，損傷牙齒，多食則可能發瘡致痰。所以食用楊梅要適量，陰虛火旺者不宜食用楊梅。

楊梅 性溫、要適量，陰虛火旺者不宜。

炎熱夏季，人難免胃口不好，不想進食，這時可以吃一些楊梅幫助增強食慾。楊梅中含有多種有機酸和維生素C，口感較酸，可促進胃腸消化，從而促進食慾。同時，楊梅果肉含有非常豐富的纖維素，可刺激胃腸蠕動，有利於體內毒素的排出，因此楊梅還有排毒養顏的作用，有「果中瑪瑙」之譽。

材料

楊梅	300 克
冰糖	300 克
36°白酒	500 毫升
淡鹽水	適量

做法

❶ 楊梅用淡鹽水洗淨晾乾。

❷ 玻璃瓶洗乾淨，用開水沖洗晾乾。

❸ 把楊梅放在瓶子裡，覆蓋一層冰糖，再倒入白酒，蓋好蓋子，放至陰涼處，一週後便可飲用。

★ 料理小技巧
・冰糖建議用多晶冰糖，味道更清甜。

百合枇杷羹

| 功效 | □安神　□潤肺、止咳　□止渴　□病後虛弱 |

- 百合具有養心安神、潤肺止咳的功效，對病後虛弱的人非常有益。
- 枇杷有潤肺、止咳、止渴的功效。

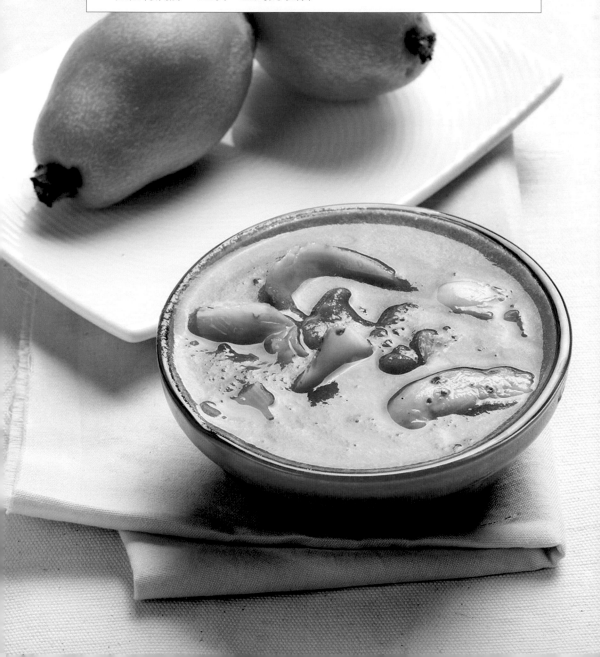

食療筆記 此羹可滋陰潤肺、清熱止咳。
枇杷葉可入藥，有清肺胃熱、降氣化痰的功用，經常與其他藥材製成枇杷膏；枇杷核煎水可緩解便秘。

百合 味甘，性寒，歸心經、肺經。

百合作為中藥使用時，一般會曬乾，這樣便於保存。

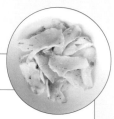

枇杷

「小滿枇杷半坡黃」，枇杷果期是每年的 5 至 6 月，時令性強，上市時間短。每年 5 月 20 至 22 日入小滿節，剛好是枇杷上市期，這時的枇杷最好吃，而且藥用效果最佳。

枇杷也被用來製作各種止咳糖漿，是因為枇杷中含有苦杏仁苷，能夠潤肺止咳、袪痰，可緩解多種咳嗽。我們日常挑選枇杷時要選果實外形勻稱、表皮茸毛完整的，不能選太大或太小的。

但脾胃虛寒者不宜多食枇杷。

材料		
鮮百合	……………………	30 克
鮮枇杷	……………………	30 克
白糖	……………………	適量

做法

❶ 鮮百合、鮮枇杷洗淨，一同入鍋加水煮熟

❷ 食用時加白糖少許即可。

★ 料理小技巧

・若用枇杷葉泡茶，記得先把葉子表面的茸毛擦洗乾淨。

荔枝大棗粥

功效 │ □補腦健身　□促進食慾　□防治骨質疏鬆　□軟化血管

- 荔枝富含多種維生素、檸檬酸、果膠以及多種微量元素，常吃還能補腦健身、開胃益脾、促進食慾。
- 大棗可防治骨質疏鬆、軟化血管、安心寧神。

荔枝 性熱，多食易上火。

荔枝與香蕉、鳳梨、桂圓一同被稱為「南國四大果品」。其果樹木材堅實耐腐，紋理雅致，歷來為上等名材。荔枝被譽為「果中之王」，唐代詩人白居易曾讚嘆荔枝是「嚼疑天上味，嗅異世間香」。燥熱的夏季，酸酸甜甜的荔枝是此季的佳品。荔枝本無害，但空腹進食大量荔枝可能會引發不適，即俗稱的「荔枝病」、「荔枝中毒」，如突發低血糖引起急性疾病，所以荔枝不能代替主食大量食用，最好在飯後半個小時後品嘗。

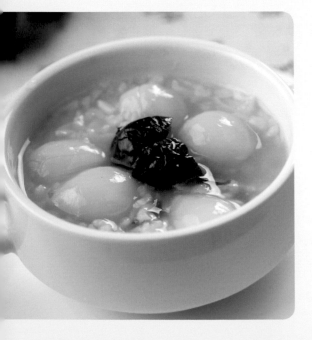

材料

荔枝	30 克
大棗	2 顆
白米	100 克
冰糖	10 克

做法

❶ 荔枝去皮，大棗洗淨去核。

❷ 白米淘洗乾淨，用冷水浸泡半小時，撈出，瀝乾水分。

❸ 鍋中放入荔枝肉和米，加入適量水，大火燒沸後放入大棗，再改用小火熬煮成粥。

❹ 加冰糖拌勻，稍煮即可。

魚腥草萵筍湯

功效	□止咳化痰　□利尿　□清熱解毒　□緩解尿道感染

- 萵筍具有通利小便、開胸利膈、順氣調中、清熱止渴的作用。
- 魚腥草能清熱解毒，利尿通淋，消癰排膿。

食療筆記　魚腥草具有良好的清熱解毒的作用，可用於治療大葉性肺炎、急性支氣管炎及腸炎等。又因其可利尿通淋，故可用於治療尿道感染、尿頻澀痛等。

魚腥草 味辛、性微寒、歸肺經

但魚腥草不可多食、久食，否則有致虛弱、損陽氣、傷脾胃等不良影響，亦不可久煎。

材料　
魚腥草 ⋯⋯⋯⋯⋯⋯⋯15 克
萵筍 ⋯⋯⋯⋯⋯⋯⋯⋯100 克
鹽 ⋯⋯⋯⋯⋯⋯⋯⋯⋯適量

做法

❶ 魚腥草洗淨，用開水汆燙。

❷ 萵筍去皮洗淨，切絲。

❸ 將魚腥草和萵筍絲一同放入砂鍋中，加入適量水，大火煮沸後轉小火煲 10 分鐘，加鹽調味即可。

★ 料理小技巧

・魚腥草與萵筍絲還可涼拌吃，能清熱降火。

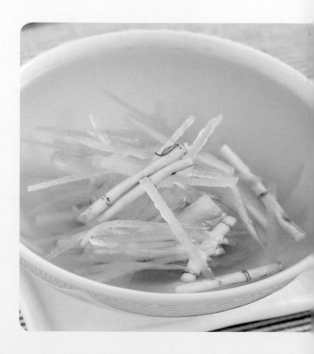

赤小豆鯉魚湯

功效	□清熱解毒　□除濕、消水腫　□補血健胃　□通乳

- 滋養脾胃，利水除濕。
- 鯉魚蛋白質含量高，易被人體消化吸收，並含有人體必需的胺基酸、礦物質、維生素 A 和維生素 D 等，有滋補健胃、利水通乳、清熱解毒、止嗽下氣的作用。
- 赤小豆入藥有行血補血、健脾祛濕、利水消腫之效。

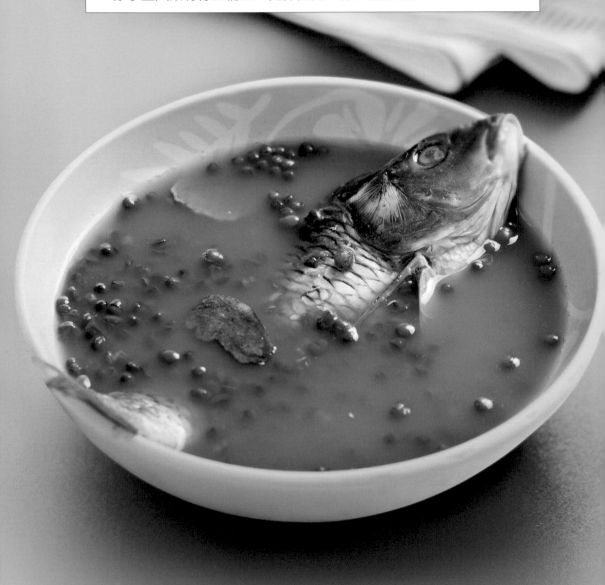

鯉魚

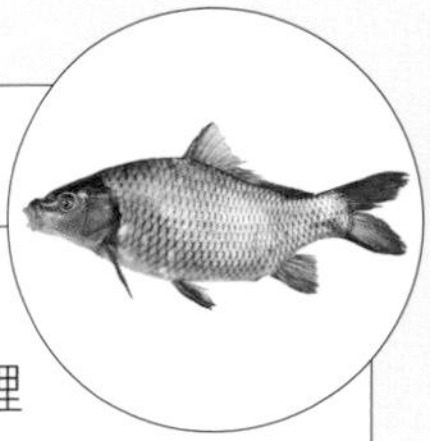

優質的鯉魚，身體肥碩，味道鮮美，體內積蓄了許多營養成分。古人云：「豈其食魚，必河之鯉」，不難看出鯉魚受歡迎的程度。但風熱者不宜食用鯉魚。

材料

赤小豆 ⋯⋯⋯⋯⋯⋯⋯⋯⋯⋯⋯⋯⋯⋯⋯⋯100 克
鯉魚 ⋯⋯⋯⋯⋯⋯⋯⋯⋯⋯⋯⋯⋯⋯⋯⋯⋯1 條
陳皮 ⋯⋯⋯⋯⋯⋯⋯⋯⋯⋯⋯⋯⋯⋯⋯⋯⋯5 克
薑片 ⋯⋯⋯⋯⋯⋯⋯⋯⋯⋯⋯⋯⋯⋯⋯⋯⋯適量

做法

❶ 赤小豆洗淨浸泡，陳皮洗淨泡軟。

❷ 鯉魚處理乾淨。

❸ 熱鍋倒油，放鯉魚和薑片，中小火煎至微黃。

❹ 鍋裡加適量水，燒開後放入赤小豆和陳皮，大火煮 20 分鐘，再轉小火煮 1 小時即可。

★ 料理小技巧

‧ 赤小豆祛濕效果較好，可直接煮粥，也可與其他食材搭配食用。

海藻枸杞子小米粥

功效	☐消水腫　☐消痰　☐延緩老化　☐有益眼睛保健

- 海藻具有清熱消痰、軟堅散結、利水消腫的功效。
- 枸杞子味甘，性平，可養肝、滋腎、潤肺。
- 小米味甘、鹹，性涼，入腎經、脾經、胃經，具有健脾和胃、補益虛損、和中益腎、除熱解煩之功效。

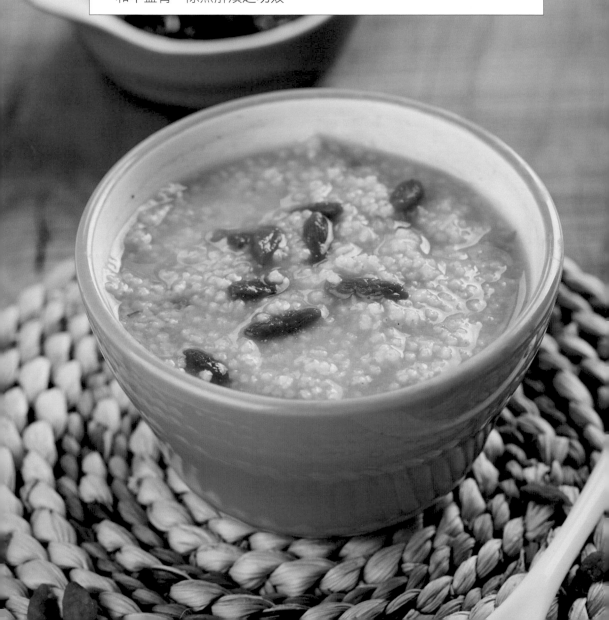

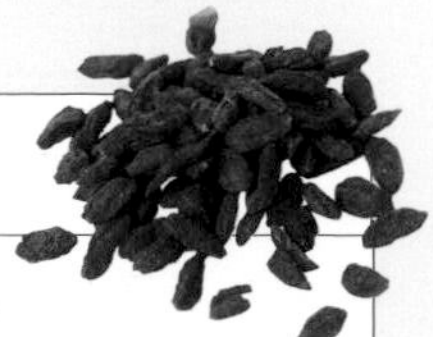

枸杞子 安神又健腦。

《本草綱目》記載:「春採枸杞葉,名天精草;夏採花,名長生草;秋採子,名枸杞子;冬採根,名地骨皮。」可見,枸杞全身都是寶。《神農本草經》將其列為上品。枸杞子有延緩衰老的功效,又名「卻老子」。但外邪實熱、脾虛有濕及洩瀉者忌食。

材料

海藻	20 克
枸杞子	10 克
小米	40 克

做法

❶ 枸杞子提前泡好。

❷ 海藻洗淨,水煎取汁。

❸ 小米淘洗乾淨。

❹ 將小米和海藻汁一起放入鍋中,加適量水,大火燒開後轉小火煮 30 分至粥黏稠。

❺ 放入泡好的枸杞子,再煮 2 分鐘即可。

★ 料理小技巧

· 注意海藻不能與甘草一起服用。

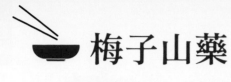 # 梅子山藥

功效 | □止咳 □止瀉 □緩解疼痛 □生津止渴

- 解暑，有利脾胃，消化吸收。
- 梅子含有多種有機酸、維生素、黃酮和鹼性礦物質等人體所必需的保健物質，具有斂肺止咳、澀腸止瀉、除煩靜心、生津止渴、止痛止血的作用，但多食損齒，反傷脾胃。

梅子 性溫，味甘、酸，可緩解久咳肺虛。

梅子又稱青梅、酸梅，是果梅樹結的果，和觀賞梅不一樣，
被譽為「涼果之王」，是天然綠色保健食品。

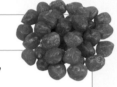

材料

山藥	100 克
梅子	2 顆
白醋、白糖	各適量

做法

❶ 在碗中放白糖、白醋、梅子，加溫水拌勻。

❷ 山藥去皮，洗淨，切塊過水燙熟。

❸ 放入裝梅子的碗中，浸泡 1 小時。

❹ 冰箱冷藏 1 小時即可。

★ **料理小技巧**

· 梅子還可去核搗成泥撒在山藥上，更便於食用。

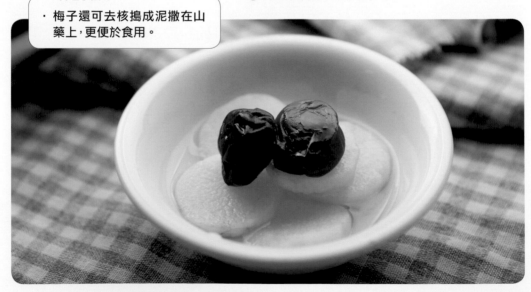

冬瓜薏仁老鴨湯

功效 | □補血行水　□促進新陳代謝　□消水腫　□降低血脂

- 鴨肉有滋五臟之陰、清虛勞之熱、補血行水、養胃生津的功效。
- 薏仁含有豐富的蛋白質和澱粉，可以促進新陳代謝，排出體內廢物。

食療筆記　薏仁、冬瓜和老鴨都是較寒涼之物，故久病之人、陰虛火旺者、體質虛弱和脾胃虛弱者皆不宜多食。

冬瓜

冬瓜肉清暑解毒、利水、生津除煩冬瓜皮洗淨曬乾，入藥性涼，味甘，能利水，消腫；冬瓜子清肺化痰，最適合暑濕皆重之夏季保健。
（引自「醫藥人」第 87 期）

材料　老鴨⋯⋯⋯⋯⋯半隻　　薏仁⋯⋯⋯⋯⋯50 克
　　　　冬瓜⋯⋯⋯⋯200 克　　蔥、薑、料理酒（米酒）、鹽各適量

做法

❶ 老鴨處理乾淨，洗淨剁塊；蔥切段；薑切片；冬瓜洗淨切塊；薏仁洗淨。

❷ 鴨肉塊放入鍋中煮 3 分鐘去血水盛出，沖水洗淨。

❸ 鍋中倒油，五成熱時，放入蔥段和薑片炒香。

❹ 再倒入鴨肉塊，放米酒去腥，炒變色後放入開水，再放入薏仁燉 1 小時。

❺ 然後放入冬瓜和鹽，中火燉 20 分鐘即可。

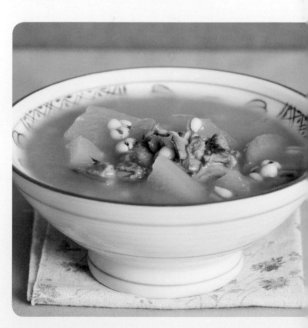

玫瑰絲瓜湯

功效 │ □活血散瘀　□美顏淡斑　□有助皮膚保養　□補氣養血

- 絲瓜入藥有清涼利尿、活血通經之效。
- 玫瑰花可理氣解鬱、活血散瘀。
- 大棗有補中益氣、養血安神、調和營衛的功效。

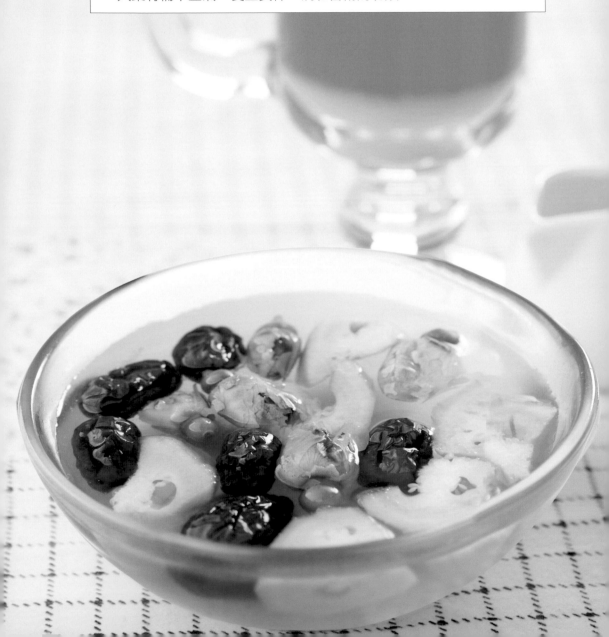

老中醫説

烹調以燉煮煨蒸為主或可做成湯，可以充分析出營養成分。中醫認為，夏屬心，宜苦，味苦之物能助心氣而制肺氣。苦味食物中含有胺基酸、生物鹼、維生素、苦味素、微量元素等成分，具有解熱除濕、幫助消化、增進食慾、促進血液循環、舒張血管以及調整人體陰陽平衡的作用，非常適合夏季食用。

夏季紫外線強烈，曬後容易皮膚長斑，易產生黃褐斑、雀斑，再加上天熱容易食慾不振、心情不佳，故要疏肝健脾、滋腎清熱、理氣活血。夏季多喝帶有此種功效的花草茶，有助潤膚美容、美白淡斑。
此湯還可加菊花、白茯苓、瘦肉同食，有潤顏澤膚之效。

絲瓜

絲瓜是夏日祛暑清心，養身保健美容護膚的菜蔬。民間流傳吃絲瓜性味甘涼，翠綠鮮嫩，清香翠甜，在功用上則清熱化痰、涼血解毒、生津止渴、清腫鮮毒、祛暑清心、美白護膚，還有防癌及抗衰老等效果。（引自台灣癌症基金會「絲瓜的營養成分」一文）

材料

絲瓜 ———— 1 根
玫瑰花 ———— 5 克
大棗 ———— 6 顆

做法

❶ 絲瓜切好後，放置 10 分鐘再做湯，味道更清甜。
❷ 絲瓜削去硬皮，切成塊。
❸ 玫瑰花用水清洗；大棗洗淨。
❹ 將大棗、絲瓜加水煮約 15 分鐘。
❺ 加入玫瑰花再煮 10 分鐘即成。

★ 料理小技巧
・此湯還可加菊花、白茯苓、瘦肉同食，有潤顏澤膚之效。

芝麻蕎麥涼拌麵

功效 │ □降血脂　□降膽固醇　□消炎　□止咳

- 蕎麥麵的營養特點是同時含有菸鹼酸和蘆丁（又稱芸香苷；維生素P），這兩種物質都具有降血脂和降膽固醇的作用。對高血壓和心臟病有防治作用。

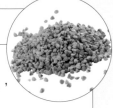

蕎麥 味甘，性涼，歸脾經、胃經、大腸經。

蕎麥中的黃酮成分有抗菌、消炎、止咳、平喘的功效，因此，還有「消炎糧食」的美稱。但蕎麥性涼，不易消化，不可多食。

★ **料理小技巧**

- 蕎麥麵條可以去超市買，也可在家自己製作，用蕎麥粉和小麥粉按比例與溫水做成麵團，然後製成麵條即可。
- 過涼時建議用純淨水或是涼開水。

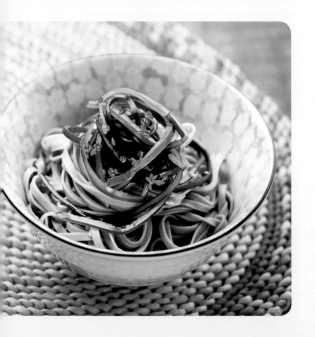

材料　　蕎麥麵條 ────100 克
水發海帶、醬油、醋、
白糖、白芝麻、鹽
────────各適量

做法

❶ 海帶洗淨，切成細絲。

❷ 蕎麥麵條煮熟，撈出過涼水，瀝去多餘水分。

❸ 將麵條放入碗中，加入少許涼開水、醬油、白糖、醋、鹽，攪拌均勻。

❹ 撒上海帶絲、白芝麻再拌勻即可。

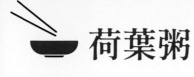

荷葉粥

功效 │ □消暑解熱　□養胃清腸　□有助減肥

- 荷葉粥可醒腦開胃、消暑解熱、養胃清腸、生津止渴，還可減肥；荷葉含有荷葉鹼等多種生物鹼，有清熱解毒、涼血止血的作用。

老中醫說　荷葉清香升散，可化濁健脾，夏季食用有利於解除暑熱煩渴，改善水腫。煮粥時還可以再放點綠豆，除了祛暑清熱以外，還有和中養胃的作用。很多人將荷葉奉為瘦身良藥，但荷葉性寒，脾胃虛寒者不宜食用，女子經期亦不建議食用。

材料

白米	100 克
乾荷葉	半張
桂花糖	適量

做法

❶ 乾荷葉加水，煎 30 分鐘後去渣取汁。

❷ 白米淘洗乾淨，用冷水浸泡半小時。

❸ 白米放入鍋中，加入荷葉汁和適量水，先用大火燒開，再用小火煮至米熟即可。

★ **料理小技巧**

· 還可加入幾顆大棗或枸杞子，好看又好吃。

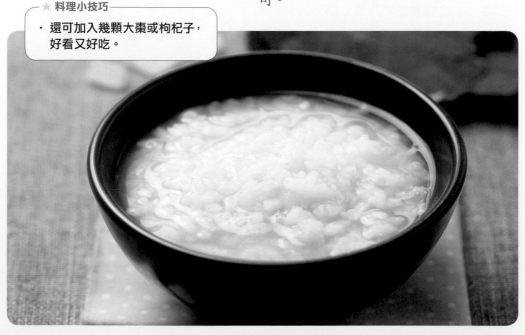

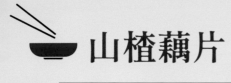 # 山楂藕片

- 山楂消食開胃，蓮藕清熱，此道涼菜清熱開胃，味道好。
- 生藕味甘，性寒，可清熱生津；熟藕味甘，性溫，可益胃健脾。

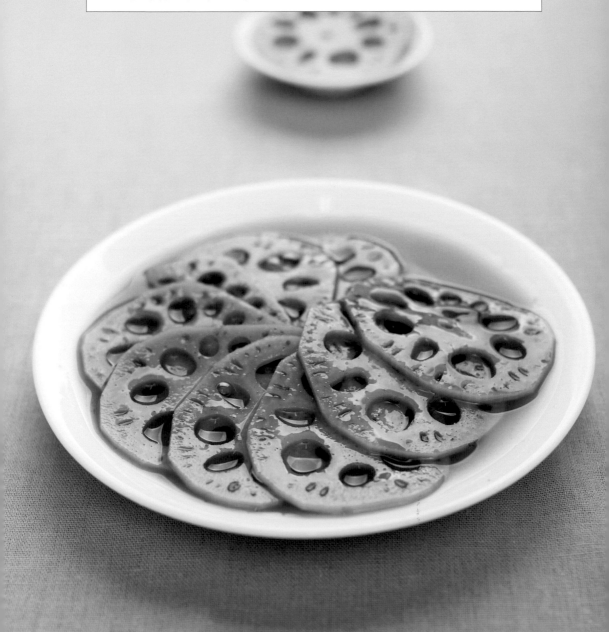

食療筆記

民間有「小暑吃藕」的習俗。早在清朝咸豐年間，藕就被欽定為御膳貢品了。《滇南本草》云：「多服潤腸肺，生津液，開胃健脾。生食令人冷中，熟食補五臟。產婦忌生冷，惟藕不忌。」藕的營養價值很高，有明顯的補益氣血、增強人體免疫力的作用。老幼婦孺、體弱多病者尤為適宜。

蓮藕　蓮的地下莖，營養價值高。

蓮除藕外的其他部分也可以入藥，藕節有收斂作用，有助緩解多種出血病症；蓮子有補養固澀作用，並有一定安神功效；蓮鬚可收澀固精。

材料

蓮藕	50 克
鮮山楂	30 克
冰糖	50 克
鹽	適量

做法

❶ 鮮山楂洗淨，去核。

❷ 放入鍋中，加入冰糖和適量水，大火燒開後轉小火熬煮，煮至湯汁濃稠後關火，加入少許鹽，攪勻作為山楂醬。

❸ 蓮藕洗淨，去皮切薄片，放入沸水中燙 2 分鐘，撈出，過涼水，瀝乾水分，盛盤。

❹ 加入煮好的山楂醬，攪拌均勻即可。

★ 料理小技巧

‧ 熬製山楂醬時，最好不要用鐵鍋或鋁鍋，以免跟釋放的酸性物質產生化學反應。

桃仁燉瘦肉

功效 │ □潤腸通便　□抗疲勞　□提高免疫力　□調節血脂

- 桃仁味苦、甘，性平，歸心經、肝經、大腸經，可活血祛瘀、潤腸通便、止咳平喘。
- 枸杞子可以調節血脂、降血糖、降血壓、抗衰老、抗疲勞、提高免疫力。

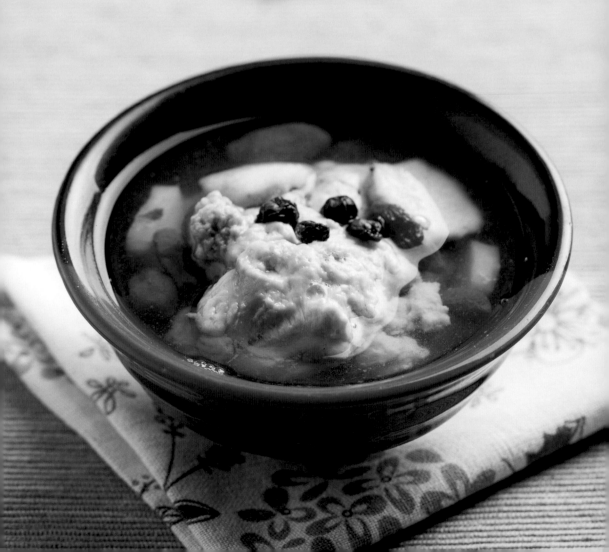

老中醫說　每年的七、八月份是桃子成熟的季節，也就是小暑前後，其種子作為一味中藥材，又名桃仁，入藥使用可活血祛瘀。桃肉具有養陰、生津、潤燥、活血的功效，並且鐵、鉀含量高，適宜缺鐵性貧血和水腫患者食用。桃仁行血，為血瘀血閉之專藥，故孕婦忌服。

材料

鮮桃	1 個
桃仁	6 克
豬瘦肉	100 克
枸杞子	3 克
鹽	適量

做法

❶ 鮮桃洗淨，去皮，切成塊。

❷ 桃仁洗淨，備用。

❸ 枸杞子用水泡發。

❹ 豬瘦肉洗淨，切塊。

❺ 將上述食材一同放入鍋中，加適量水，先大火煮沸，再轉小火煮至肉熟，用鹽調味即可。

─ ★ 料理小技巧 ─

· 桃仁入藥部位是曬乾的成熟種子。

第一篇　順時養生——最日常的四季調理　夏令食療　**小暑**

西瓜皮荷葉飲

功效 | □減肥美容　□利水消腫　□去除身體多餘脂肪

- 此道飲品可清熱解暑、潤澤肌膚、減肥美容，適用於中暑、單純性肥胖症、脂肪肝等。
- 西瓜皮，別名西瓜翠衣，可以清涼解暑、開胃生津、清熱解毒，還能美白肌膚。
- 乾荷葉可清暑祛濕、清涼止血，用於暑熱煩渴、洩瀉、脾虛等症。

西瓜

夏天是西瓜上市的季節，民間諺語云：「夏日吃西瓜，藥物不用抓。」說明暑夏最適宜吃西瓜，不但可解暑熱、利尿，還可以補充水分。西瓜皮作為一種藥食同源的食材，具有很好的清熱、解暑功效，不但可以泡茶喝，還可以涼拌、清炒。

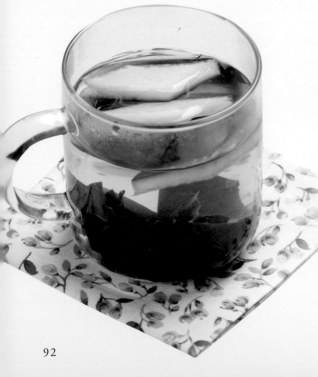

材料　西瓜皮 ⋯⋯⋯⋯⋯⋯ 50 克
　　　　乾荷葉 ⋯⋯⋯⋯⋯⋯ 30 克
　　　　冰糖 ⋯⋯⋯⋯⋯⋯⋯ 適量

做法

❶ 西瓜皮切成方片。

❷ 乾荷葉撕成小片。

❸ 將乾荷葉、西瓜皮、冰糖、水全部放入鍋中，大火煮開轉小火煮6分鐘，最後關火悶2分鐘即可。

黃耆黃鱔湯

| 功效 | □可補腦健身　□調解血糖　□增進視力　□治療氣虛 |

- 黃鱔具有補中益氣、養血固脫、溫陽益脾、強精止血、祛風通絡。
- 黃耆,又稱北芪,可用於治療氣虛、表衛不固所導致自汗、氣虛外感等諸症。

食療筆記　鱔魚含有豐富的維生素 A,能改善視力。黃鱔雖然營養美味,但屬發物,皮膚病患者和有宿疾的人不宜食用,感冒發熱者或體內有發炎者也不宜食用。黃鱔血液有毒,誤食會刺激人的口腔、消化道;其血清也有毒,但毒素不耐熱,也能被胃液破壞,一般煮熟食用不會發生中毒。

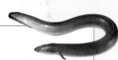

黃鱔　味甘,性溫,歸肝經、脾經、腎經。

黃鱔一年四季均產,但小暑前後一個月的黃鱔最為肥美,正是食用黃鱔的最佳時節。黃鱔富含能降低血糖和調節血糖的「鱔魚素」,且所含脂肪極少,是糖尿病患者的理想食物。

材料
黃鱔魚 ⋯⋯⋯⋯⋯⋯ 1 條
黃耆 ⋯⋯⋯⋯⋯⋯⋯ 20 克
薑片、鹽 ⋯⋯⋯⋯⋯ 各適量

做法

❶ 將黃鱔魚去骨,洗淨,汆水,切段入鍋。

❷ 加入水、黃耆、薑片,大火煮開,轉小火煮 1 小時,最後加鹽調味即可。

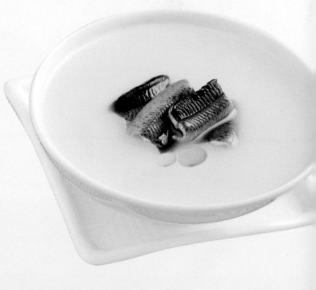

冬瓜海帶排骨湯

功效 | □清熱消暑　□利尿、消水腫　□降血壓　□補充鈣質
　　　　□利於減肥

- 此湯利尿消腫、清熱解暑、祛濕護腎，特別適合炎熱夏季食慾不振者食用。
- 冬瓜有利尿消腫、清熱解暑的功效。
- 海帶含有豐富的鈣，可補鈣，同時還有降血壓的作用。
- 豬排骨含有磷酸鈣和骨膠原，可以提供鈣質。

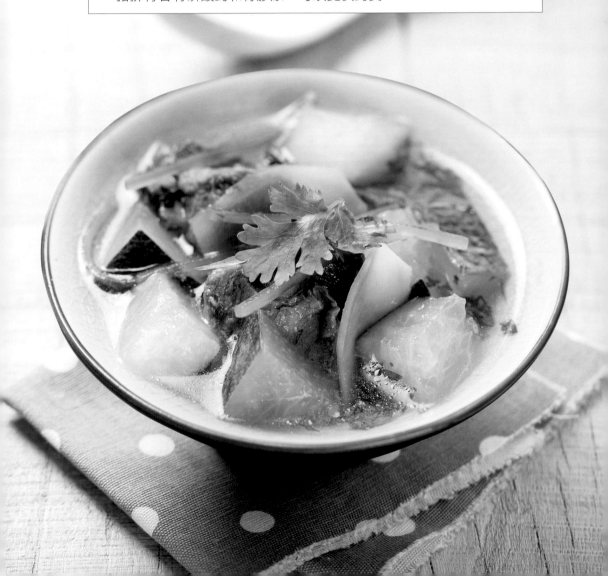

老中醫説 暑天無病三分虛。

濕為陰邪，其性趨下，重濁黏滯，阻遏氣機。大暑正值農曆六月中下旬，此時土地的濡潤之水受暑火蒸騰而成濕氣，暑邪與濕邪最易交結，侵犯脾胃，所以中醫有「暑必夾濕」之説。飲食上注意養護脾胃的同時，還要避暑避濕。

冬瓜 海帶配冬瓜，解暑又減肥。

切冬瓜時不要去皮，因為冬瓜皮的藥用價值很高，連皮一起煮，利水消腫效果更好。

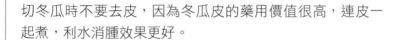

材料

排骨 ────────── 200 克
乾海帶 ───────── 20 克
冬瓜 ────────── 100 克
薑片、鹽、料酒、香菜葉 ─── 各適量

做法

❶ 乾海帶先用清水洗淨，泡軟切絲。

❷ 冬瓜連皮切成大塊。

❸ 豬排骨切塊，洗淨，放入開水中汆燙後撈起備用。

❹ 把海帶、豬排骨、冬瓜、薑片、料酒一起放進鍋裡，加適量水，大火燒開 15 分鐘後，用小火再煲 1 小時。

❺ 快起鍋時放鹽調味，點綴香菜葉即可。

★ 料理小技巧

· 本湯中的海帶可用乾海帶，也可用新鮮的海帶結。

山藥香菇雞

功效 │ □緩解食慾減退、少氣乏力 □強身

- 山藥可滋補強身、斂虛汗、止瀉。
- 香菇味甘,性平,富含維生素和微量元素,可緩解食慾減退、少氣乏力等症。

老中醫說 大暑時節,飲食要清淡,還要注重補充蛋白質,可食雞肉、鴨肉、豆腐等,能益氣健脾、助消化。溫補的食物如羊肉、紅參等不宜多吃。

★ 料理小技巧

· 山藥久煮易化,不宜太早加入。
· 燉煮過程中,要經常翻動一下食材,以便受熱和入味均衡。山藥入鍋後,翻動時要小心,以免會碎掉。

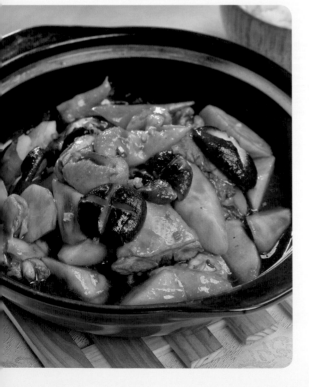

材料

山藥	200 克
雞腿	300 克
胡蘿蔔	100 克
香菇	50 克
蔥花、料酒、鹽	各適量

做法

❶ 山藥、胡蘿蔔洗淨去皮,切滾刀塊。

❷ 香菇泡軟,去蒂,划十字刀。

❸ 雞腿洗淨,剁小塊,放沸水中汆燙,去除血水後再沖乾淨。

❹ 將雞塊放鍋內,加入香菇、料酒、鹽和適量水,大火煮沸後改小火,煮 10 分鐘。

❺ 加入胡蘿蔔塊和山藥塊,煮熟後撒上蔥花即可。

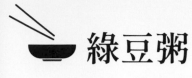

綠豆粥

| 功效 | □清熱解毒　□降火消暑　□降低膽固醇　□抗過敏 |

- 綠豆含有豐富的維生素和微量元素，能清熱解毒、降火消暑，還有增進食慾、降血脂、降低膽固醇、抗過敏、保護肝臟的作用。

食療筆記

粥養生。

夏季的飲食調養是以暑天的氣候特點為基礎的，大暑氣候炎熱，易傷津耗氣，因此常選用藥粥滋補身體，明代著名醫家李時珍也推崇藥粥養生。由於天氣炎熱，人體的水分消耗過快，還應該適當補充鹽分和礦物質，以維持身體電解質平衡，避免脫水。

大暑時節天氣炎熱，且雷雨多，暑濕之氣易傷津耗氣，以粥養生是不錯的選擇。可以選用具有補氣消暑、健脾養胃的食材做粥，比如薏仁、赤小豆、黃瓜、冬瓜、番茄、綠豆、百合、紫菜等。

材料

綠豆	50 克
白米	100 克
冰糖	適量

做法

❶ 綠豆提前浸泡 2 小時。

❷ 白米淘洗乾淨。

❸ 鍋內加水，放入米、綠豆煮開，再轉中火煮半小時。

❹ 加入冰糖煮開拌勻即可。

★ 料理小技巧

· 還可加入蓮子或百合，清熱解暑效果更好。

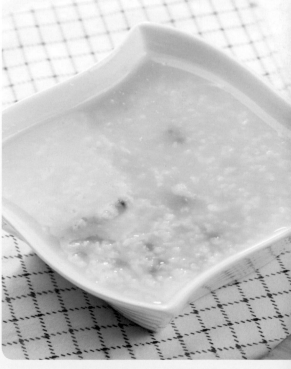

薑汁調蛋

功效 | □健脾暖胃　□解表散寒　□改善食慾　□殺菌解毒

- 薑可以發汗解表、溫中止嘔、溫肺止咳、殺菌解毒。
- 雞蛋是攝取優質蛋白質、B 群維生素的良好來源，還能提供適量的脂肪、維生素 A 和礦物質。

老中醫說 諺語云「冬吃蘿蔔夏吃薑，一年不用開藥方」。夏天吃薑可改善食慾，驅除體內寒濕之邪。不過，陰虛火旺、目赤內熱、癰腫瘡癤、痔瘡出血者不宜食。

★ **料理小技巧**
· 此羹中的核桃可以打碎，還可加紅糖、桂圓等。

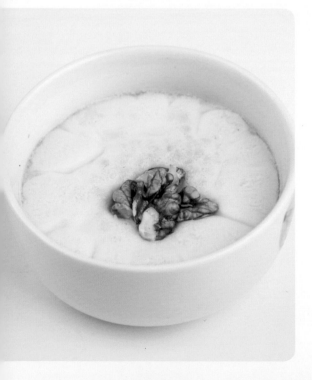

材料

雞蛋	2 個
薑	1 塊
核桃仁	6 克
料酒、冰糖	各適量

做法

❶ 選用新鮮的本地雞蛋和本地薑。

❷ 薑切片放入鍋中煎煮，去掉薑片，留薑汁冷卻。

❸ 雞蛋放入碗中打散，加入冷卻的薑汁、冰糖和料酒，攪拌均勻。

❹ 將碗放入鍋中隔水燉 5 分鐘後，加入適量核桃仁，再煮 1 ～ 2 分鐘就可出鍋。

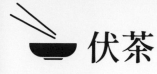 伏茶

功效 │ □消暑　□祛濕　□利尿　□適合火氣大、嘴破者

- 伏茶有消暑祛濕、清心利尿、祛除邪熱等功效,適用於暑熱、口舌生瘡、小便赤澀等症。

食療筆記　伏茶配方每年都會根據天氣的變化情況,增加或減少消熱祛濕的藥物。伏茶攝入量也有講究,成人每天最好控制在 200 ～ 400 毫升,小兒減半,不要過度飲用,畢竟伏茶也是中藥製劑,多喝無益。伏茶性寒,因此脾胃虛寒者、陰虛者、老人、孕婦、體質偏寒或脾胃虛寒都不適宜喝伏茶。

伏茶　性寒,宜溫飲。

就是「三伏天」喝的茶,名義上是「茶」,實際上是由十幾味中藥熬成的湯藥。伏茶要喝當天燒製的,並且要溫飲,隔夜的伏茶不能喝。

材料　淡竹葉、夏枯草、金銀花藤、荷葉、白扁豆、藿香、生甘草等十多味中草藥。

做法

❶ 用開水直接泡製,也可以用中火煮製。

❷ 沸騰後再煮 3 ～ 5 分鐘即可。

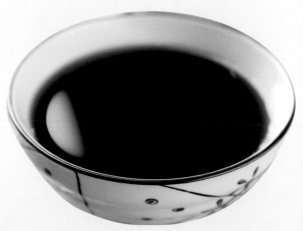

秋令食療

立秋
養肺宜收養

　　立秋後，天氣漸漸轉涼，並且乾燥多風，人們往往感覺嗓子乾燥不舒服，容易咳嗽。中醫認為，**秋天養生重在養肺，故應以潤燥為主，多吃些滋陰潤燥、潤肺生津的食物**，如百合、蓮子、山藥、蓮藕、平菇、番茄等。同時，也要少吃辛辣、燥熱、煎炸的食物。整個秋天都應注意補充水分和攝入充足的維生素。

　　立秋前後需要進補，但很多人害怕大量進補肉類會導致肥胖，那不妨吃點魚肉。魚肉脂肪含量低，且含的脂肪酸有降糖、護心和防癌的作用。

處暑
注意秋燥

處暑時間：8/22~8/24

　　處暑，夏天趨於結束。處暑時日夜溫差將逐漸增大，但白天氣溫仍較高，早晚時段注意不能太貪涼，要隨溫度變化增減衣服。**秋燥時節，還要注意不吃或少吃辛辣、油炸等食品，**辣椒、花椒、薑等調料也要注意用量，適度即可。處暑後，會有「秋乏」感，為防止影響正常工作、學習和生活，需要調整作息習慣和方式，做到早睡早起、適當午休、多運動。

豬蹄	桔梗	茄子	金櫻子	鴨肉
豐富的膠原蛋白質，利於皮膚保養	開宣肺氣、祛痰、排膿	降血壓、降血脂、清熱活血	固精縮尿、固崩止帶、澀腸止瀉	補虛勞的「聖藥」

白露
滋陰潤燥

白露時間：9/7~9/9

　　白露之時，雖尚在初秋，但陰氣漸重。中醫把四季當中出現的氣候變化稱為「風寒暑濕燥火」，秋季的氣候變化便是「燥」。燥，五行屬金，是秋季的主氣，在飲食上可適當食用番茄、百合、蓮藕、山藥、梨等**滋陰食物，以益胃生津，養肺潤燥**。

秋分
重養胃

秋分時間：9/22~9/24

　　秋分時節，天氣轉涼後，也要注意養胃，因此，飲食以適度為宜，不宜暴飲暴食，少吃冷、燙、硬、辣、黏的食物，避免食物在消化的過程中對黏膜造成損傷。一天三頓飯要定時定量，保持有節制的飲食，不宜飯後立即運動或工作，秋季外出也要注意胃部的保暖。

　　秋分之後天氣轉涼，早晚溫差較大，這個時候更要適當增減衣物，注意保暖，避免著涼。同時要養成早睡早起的好習慣，避免熬夜，因為夜愈深，寒氣愈重，寒氣很容易侵入體內，導致腹痛、腹瀉、咳嗽等疾病。秋分後人們應收斂神氣，保持神志安寧。

黑芝麻	荸薺	紅薯	雪梨	白果
健胃、保肝、促進紅細胞再生	開胃解毒、消宿食、健腸胃	寬腸胃、緩解便秘	生津潤燥、清熱化痰	斂肺平喘的食療功效

寒露
防呼吸道疾病

　　寒為寒冷，露為白露。寒露的意思是氣溫比白露時低，地面的露水更冷了，快要凝結成霜。這個節氣要避免劇烈運動或過度勞累，以免耗散精氣津液。**如果鍛鍊中出汗較多，就會耗散元氣，反而達不到增強體質的目的**。寒露時晨練應避開早霧，以免誘發慢性呼吸道疾病，運動宜選擇太極拳、瑜伽、散步等舒緩的方式。

　　寒露時節氣溫變化較大，晝暖夜涼，是心腦血管疾病、哮喘、肺炎等疾病的高發期。此時，要注意早睡早起，早睡可順應陽氣收斂，早起可使肺氣得以舒展。注意休息，保證充足的睡眠，保持飽滿的精神。同時，還要注意保暖，以防身體受涼，從而引起哮喘、咳嗽等疾病的發作。

野莧菜
刺激腸胃蠕動，加快新陳代謝

魚腥草
清熱解毒，可預防感冒

甘蔗
生津止渴、滋陰潤燥

南瓜
排毒養顏、強身健體

紫菜
補血，增強記憶力

春養肝，夏養心，秋養肺，冬養腎。

霜降
宜補氣血

寒露時間：10/23~10/24

　　民間有諺語雲：「補冬不如補霜降」，認為比起冬天的進補，**霜降時節的秋補會更有效果**。補物則逃不過秋天肥碩的鴨和鮮香的羊肉，煲湯時最好還要加上黨參、當歸、熟地黃和黃芪四味中藥，可補氣補血。但總體來說，**此時進補以淡補為原則，飲食要多樣化，講究粗細搭配，葷素搭配。**

山楂
開胃、消食、活血化瘀

栗子
滋陰防燥、止咳嗽

玉米
清濕熱、利肝膽、延緩衰老

橄欖
解毒清熱、防止上呼吸道感染

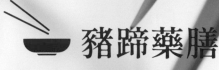

豬蹄藥膳

功效 | □健脾 □抗衰老 □潤膚 □延緩老化

- 此道藥膳，不但美味，而且營養豐富，有降逆止嘔、導滯、健脾、抗衰老的功效。但動脈硬化和高血壓患者應慎食。

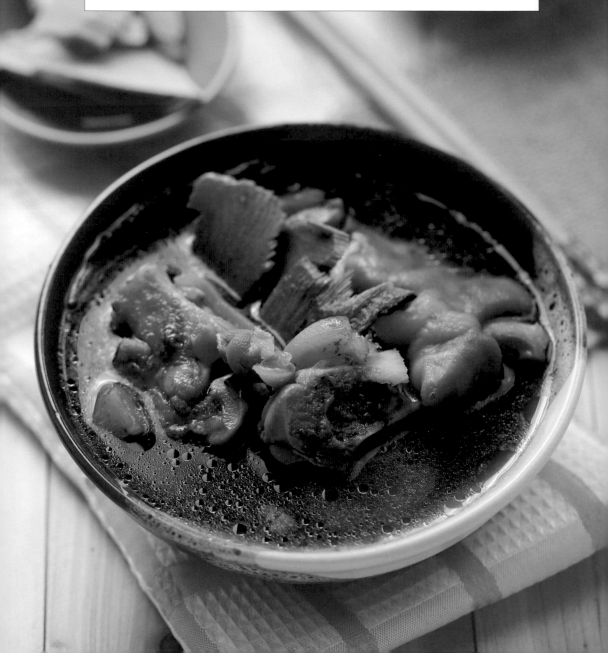

食療筆記

立秋之後天氣轉涼，人的胃口也開始好轉，到了「貼秋膘」的時候。所謂「膘」是指身體的脂肪，就是把夏季缺失的營養在這個季節補回來。此時節吃味厚的美食佳餚，當然要首選肉類，所謂「以肉貼膘」。這一天，普遍吃燉豬肉，講究一點的人家吃白切肉、紅燜肉，以及肉餡餃子、燉雞、燉鴨、紅燒魚等。

豬蹄 性平，味甘、鹹。

豬皮含有豐富的膠原蛋白質，烹調過程會轉化成明膠。明膠具有網狀空間結構，它能結合許多水，增強細胞生理代謝，有效改善機體生理功能和皮膚組織細胞的儲水功能，使細胞得到滋潤，保持濕潤狀態，延緩皮膚的衰老過程。（引自「中醫中藥網」）

材料

豬蹄	250 克
黨參	5 克
當歸	5 克
黃耆	5 克
鹽	適量

做法

❶ 豬蹄洗淨過沸水撈出，放入鍋中。

❷ 加入黨參、當歸、黃耆，加適量水，大火燒開後轉小火煲2 小時

❸ 加鹽調味即可。

★ **料理小技巧**

・豬蹄去毛時可用開水煮至肉皮發脹再拔。

蒜蓉燒茄子

功效 │ □消腫止痛　□保護心血管　□降血壓、降血脂　□防出血

- 茄子有助降血壓、降血脂、清熱活血、消腫止痛，含有的維生素 E 有防出血、抗衰老的功效，其紫皮中特有的維生素 P 能保護心血管、抗壞血酸。

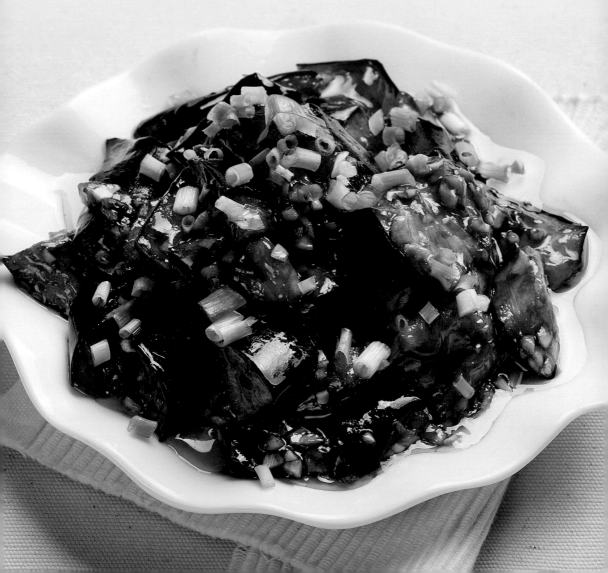

茄子 性涼

「立夏栽茄子，立秋吃茄子」是一句廣泛流傳的民間俗語。古時，立秋前一天把瓜、蒸茄脯、香糯湯等放在院子裡晾一晚，於立秋當日吃下。雖然立秋後氣候涼爽，但要對付「秋老虎」，就要食用一些清熱祛暑的食物，比如茄子、四季豆等；茄子性涼，故脾胃虛寒者及孕婦不宜多食。另外，不宜生吃茄子，以免中毒。

材料　茄子 ⋯⋯⋯⋯⋯⋯⋯⋯⋯⋯⋯⋯⋯⋯⋯⋯⋯⋯⋯2根
　　　　蒜蓉、蔥花、大蔥末、薑末、鹽、
　　　　醬油、白糖、醋 ⋯⋯⋯⋯⋯⋯⋯⋯⋯⋯⋯⋯⋯各適量

做法
❶ 茄子洗淨去蒂，帶皮切成滾刀塊。
❷ 白糖、醬油、醋按一定比例調汁備用。
❸ 起油鍋，放入茄子炸至金黃撈出。
❹ 油倒出，留一些底油，放入大蔥末和薑末爆香。
❺ 倒入之前調好的料汁，放入茄塊翻炒，再放入蒜蓉、鹽翻炒均勻入味，裝盤撒上蔥花即可。

★ 料理小技巧
・此菜還可用蒸法，茄子蒸著吃，營養流失會更少。

桔梗赤小豆粥

功效 │ □祛痰　□解毒排膿　□消水腫　□祛濕熱

- 桔梗根部入藥，有開宣肺氣、祛痰、排膿的功效，是中醫常用藥，適用於痰濕體質。
- 赤小豆味甘、酸，性平，有利水消腫、解毒排膿、消利濕熱的功效。

桔梗　性平。味辛、苦。

具有宣肺祛痰，利咽排膿，開提肺氣的功效，主治於咳嗽痰多，肺癰痰黃發熱，咽喉腫痛。（引自台中榮民總醫院網站「認識中藥－桔梗」一文）

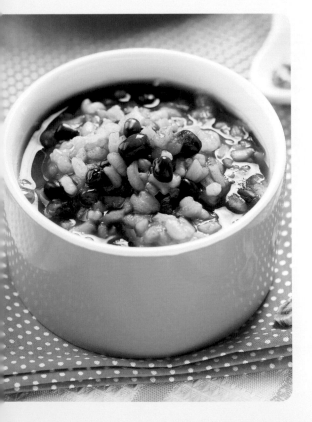

材料　桔梗 ⋯⋯⋯⋯⋯⋯⋯10 克
　　　　赤小豆 ⋯⋯⋯⋯⋯⋯80 克
　　　　白米 ⋯⋯⋯⋯⋯⋯⋯100 克

做法

❶ 將桔梗洗淨，放入鍋內加水浸透，煎 10 分鐘，去渣取汁備用。

❷ 赤小豆提前浸泡 1 小時。

❸ 白米洗淨放入鍋內，加桔梗汁和清水適量，再放入赤小豆同煮至豆熟即可。

★ **料理小技巧**

・如果喜歡偏甜口味，可以適量加一些白糖或紅糖調味。

金櫻子鯽魚湯

功效 □補腎氣　□治頻尿　□固精止遺　□健脾補虛

- 此湯特別適用於胃、十二腸指潰瘍者。
- 金櫻子味酸、甘、澀,性平,歸腎經、膀胱經、大腸經,可以固精縮尿、固崩止帶、澀腸止瀉。
- 鯽魚藥用價值較高,其性平,味甘,具有和中補虛、除羸、溫胃進食、補中生氣之功效。

食療筆記

立秋前後需要進補,但很多人害怕大量進補肉類會導致肥胖,那不妨吃點魚肉。魚肉脂肪含量低,且含的脂肪酸有降糖、護心和防癌的作用。秋季的魚也很肥美,正是吃魚的好時節。

立秋

材料　金櫻子⋯⋯⋯⋯⋯⋯10 克
　　　　鯽魚⋯⋯⋯⋯⋯⋯⋯1 條
　　　　鹽、料理酒(米酒)
　　　　⋯⋯⋯⋯⋯⋯⋯各適量

做法

❶ 金櫻子和鯽魚分別清洗乾淨入鍋。

❷ 放入米酒,加入適量水,大火煮沸後轉小火煮 15 分鐘。

❸ 出鍋放鹽調味即可。

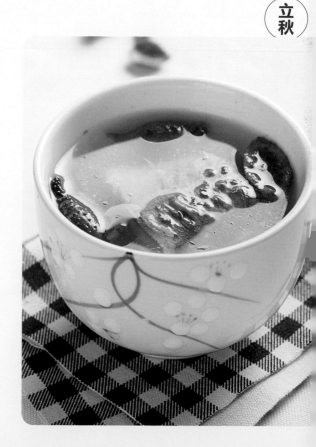

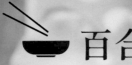 # 百合荸薺雪梨羹

功效 □潤肺清火　□化痰止咳　□降血壓

- 百合具有養心安神、潤肺止咳的功效，鮮食、乾用均可。
- 雪梨有潤肺清燥、止咳化痰、養血生肌的作用。
- 荸薺可開胃解毒、消宿食、健腸胃，既能生吃，又可做蔬菜食用，可清肺熱、降血壓。

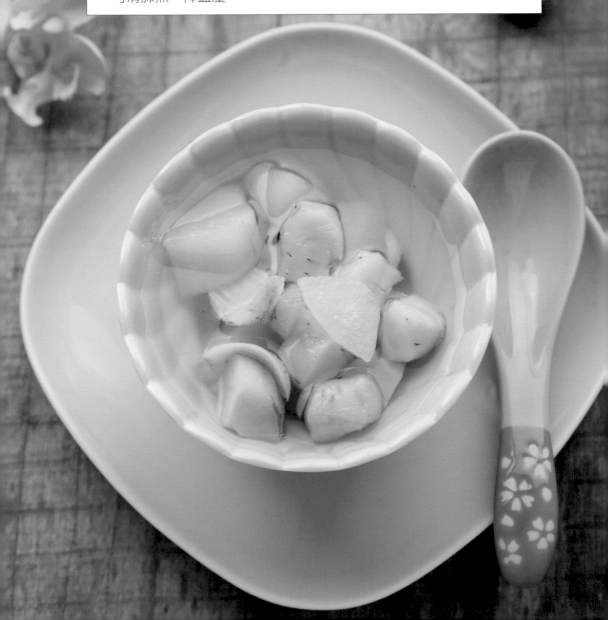

老中醫説

搭配五味，養好五臟。

苦屬心，酸屬肝，甜屬脾，辛屬肺，鹹屬腎。

進入處暑後肺經當值，人們容易出現口乾鼻燥、咽乾唇焦的燥症，中醫認為「肺氣太盛可克肝木，故多酸以強肝木」，所以在處暑時節應吃一些酸性食物。同時還應多攝入甘涼多汁的蔬菜、水果，以補充維生素和水分，防止秋燥。還要護好肚臍，避免寒氣直衝腸胃，發生急性腹痛、腹瀉、嘔吐等不適。

這道百合荸薺雪梨羹，結合當季食材和特有功效，對人體大有裨益。只是此道藥膳偏寒涼，陽虛者、脾胃受寒者應控制食用量。

荸薺　性寒、味甘，歸胃、肺經。

富含大量的澱粉，熱量比白米飯低，「磷」含量是根莖類蔬菜中最高的，有益於牙齒骨骼的發育；另「鉀」的含量是冬瓜的三倍，有助於生津止渴、利尿、預防水腫，對降低血壓有一定效果。（引自台灣癌症基金會網站「荸薺 地下雪梨的營養成分」一文）

材料

荸薺	20 克
雪梨	50 克
鮮百合	20 克
冰糖	10 克

做法

❶ 將鮮百合洗淨，掰成小瓣。

❷ 荸薺、雪梨分別去皮，切塊備用。

❸ 在鍋裡加入適量水，放入冰糖，把荸薺塊、雪梨塊、鮮百合一起放入鍋裡，用大火燒開後改用小火，煮 20 分鐘即可。

★ 料理小技巧

・加冰糖要適量，此湯羹本身帶有甜味。

玉竹老鴨湯

| 功效 | □生津止渴　□對於乾咳少痰者有益 |

- 玉竹可滋陰潤肺、生津止渴，主要用於陰虛肺燥、乾咳少痰、熱病傷津等症。
- 鴨肉可清虛補勞、滋五臟之陰。

食療筆記　適當食用鴨肉對肺陰虛所致的乾咳少痰、咽乾舌燥和濕熱病後期津少口渴、食慾不振、胃部不適等症狀有緩解作用。
　　還可以加一味北沙參，適合陰虛滋補身體，可以滋陰清肺、養胃生津。

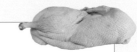

鴨肉　性寒，味甘、鹹。

鴨肉營養豐富，宜夏秋兩季食用，既能補充暑熱之下大量消耗的營養，又可祛暑熱、解煩悶；更是補虛勞的「聖藥」。鴨血有補血，清熱解毒之功效，鴨肉有滋陰補虛，清熱潤燥之效。

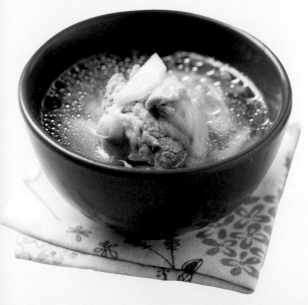

材料
老鴨 .... 1 隻
玉竹 .... 12 克
料理酒（米酒）、鹽、
薑片 .... 各適量

做法

❶ 竹洗淨，浸泡 30 分鐘，瀝乾備用。

❷ 老鴨洗淨，斬成塊。

❸ 炒鍋放入水、鴨肉、米酒，大火煮約 5 分鐘後撈出。

❹ 壓力鍋內放適量水，放入鴨肉、玉竹、薑片、鹽，按下煲湯鍵，煲 40 分鐘即可。

黑芝麻花生仁粥

功效 │ □滋養肝腎 □潤燥滑腸 □補充鈣質 □抗老化、防早衰

- 此粥可滋養肝、腎、潤燥潰腸,不僅適合兒童食用,也適合身體虛弱腸躁、便祕者使用。
- 花生仁中鈣含量高,可以為人體補充鈣質,其含有的兒茶素和離胺酸可以抗老化,防早衰。

食療筆記 中醫認為黑芝麻味甘、性平,有滋補肝腎、益血、潤腸、通便、通乳的功效。處暑多吃黑芝麻,可增強抵抗力,為冬天的到來打下堅實的基礎。

黑芝麻 也是一味中藥,入藥能夠補肝腎、益精血。

黑芝麻含有大量的脂肪和蛋白質,還含有糖類、維生素A、維生素E、卵磷脂、鈣、鐵等營養成分,有健胃、保肝、促進紅細胞再生的作用,同時還可增加體內黑色素,有利於頭髮生長。

材料

熟黑芝麻	15 克
花生仁	20 克
大米	100 克

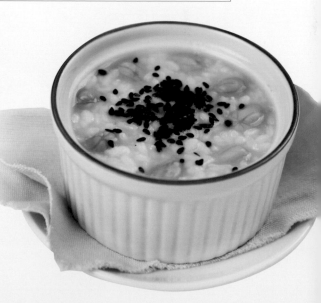

做法

❶ 將米和花生仁洗淨,連同適量水放入鍋中煮。

❷ 煮熟後撒上熟黑芝麻即可。

白果炒芹菜

功效	□通暢血管　□降血壓、降血脂　□滋潤皮膚　□改善大腦 □抗衰老

- 色澤艷麗，口感清脆，營養美味，清熱解暑。
- 白果可通暢血管、保護肝臟、改善大腦功能、滋潤皮膚、抗衰老。
- 芹菜具有清熱、利尿、降血壓、降血脂等功效。

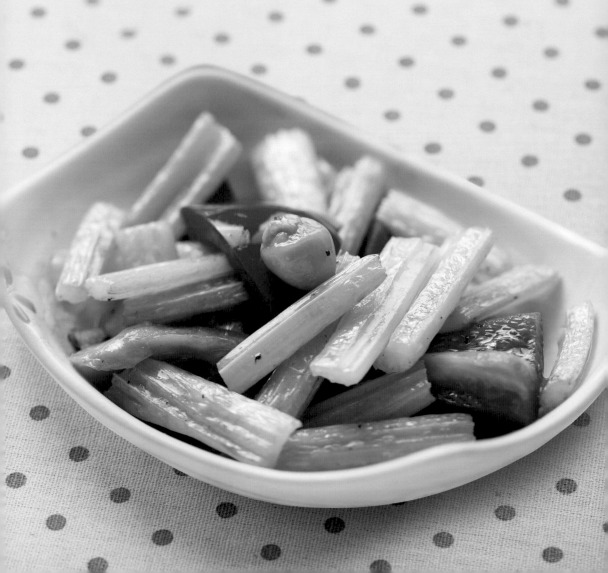

老中醫說

寒者熱之，熱者寒之。辛甘淡味為陽，酸苦鹹為陰。

白露之時，雖尚在初秋，但陰氣漸重。中醫把四季當中出現的氣候變化稱為「風寒暑濕燥火」，秋季的氣候變化便是「燥」。

燥，五行屬金，是秋季的主氣，在飲食上可適當食用番茄、百合、蓮藕、山藥、梨等滋陰食物，以益胃生津，養肺潤燥。

白果

分藥用和食用兩種，藥用白果略帶澀味，食用白果口感清爽。白果具有斂肺平喘的食療功效。但在食前要先去殼、去膜、去心，以免中毒。白果不能生吃，也不能多吃。

材料

白果	10 克
芹菜	150 克
紅甜椒	1 個
鹽、蔥末、蒜末	各適量

做法

❶ 芹菜去葉留莖，抽去老筋，洗淨切段。

❷ 白果洗淨；紅甜椒洗淨切塊。

❸ 鍋內放水燒開，放入白果煮 2 分鐘後撈出。

❹ 再放入芹菜和少量鹽，汆燙後撈出。

❺ 油鍋燒熱，下蔥末、蒜末炒香，放入芹菜、紅甜椒，翻炒，再放入白果，加入鹽，炒均勻即可盛出食用。

★ 料理小技巧

· 芹菜汆燙時可以加入少許鹽，這樣汆燙出來的菜顏色更鮮亮、翠綠。

紅薯枸杞子粥

- 此粥性質溫和，易於消化和吸收，能調理脾胃。
- 紅薯富含膳食纖維、胡蘿蔔素、維生素以及多種微量元素，能夠補中和血、益氣生津、寬腸胃、緩解便秘。

老中醫說　江浙民間有在白露這一天吃紅薯的習俗，認為此日吃紅薯可減少胃病的發作。紅薯在明代被醫家李時珍列為「長壽食品」，除了可以預防胃病，還有保護心臟，預防肺氣腫、糖尿病等功效。白露時節喝碗紅薯粥，既能緩解秋涼，又能防秋燥。但食用紅薯不宜過量，以免出現燒心、反酸、腹脹等不適症狀。除了紅薯粥，銀耳粥、蓮米粥、芝麻粥、大棗粥、玉米粥等也是不錯的選擇，不同的粥有不同的養生功效，不同體質的人可選擇食用。

紅薯　味甘，性平，歸脾經、腎經。

紅薯能迅速中和米、麵、肉、蛋等產生的酸性物質，維持人體血液酸鹼平衡，有助於身體保持健康。

材料
白米 ⋯⋯⋯⋯⋯⋯⋯⋯ 60 克
紅薯 ⋯⋯⋯⋯⋯⋯⋯ 100 克
枸杞子 ⋯⋯⋯⋯⋯⋯⋯ 適量

做法

❶ 白米、枸杞子洗淨，紅薯洗淨去皮，切小塊備用。

❷ 將白米放入鍋中，加入適量水燒開，再放入紅薯、枸杞子，煮至米濃稠、紅薯軟爛即可。

★ 料理小技巧
· 紅薯也可以蒸熟壓成泥煮粥，增加軟糯口感

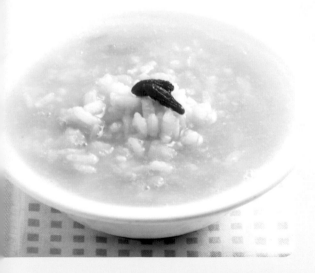

麥冬雪梨燉瘦肉

功效 │ □生津解渴 □潤肺止咳 □補氣陰不足

- 麥冬的塊根是中藥,有生津解渴、潤肺止咳之效。
- 雪梨味甘,性寒,含蘋果酸、檸檬酸、維生素、胡蘿蔔素等,具有生津潤燥、清熱化痰、養血生肌之功效,特別適合秋天食用。

老中醫說 中醫認為,秋季養生重在養肺。這是因為秋季天氣乾燥,容易傷肺,會導致許多肺部疾病的發生,所以在這個季節我們要重點保養肺部。麥冬雪梨燉瘦肉因為添加了潤肺的食物雪梨和麥冬,可以益氣生津,潤肺止咳,補氣陰之不足。

★ **料理小技巧**
· 可加太子參同燉,能增強滋陰潤燥之效。

白露

材料

雪梨	1 個
豬瘦肉	200 克
麥冬	10 克
北杏仁	15 克
鹽	適量

做法

❶ 麥冬浸軟洗淨。

❷ 豬瘦肉剁碎團成肉丸。

❸ 雪梨去皮洗淨切小塊,北杏仁洗淨。

❹ 將上述食材放入燉盅中,加入適量水,燉 2.5 小時,最後加鹽調味即可。

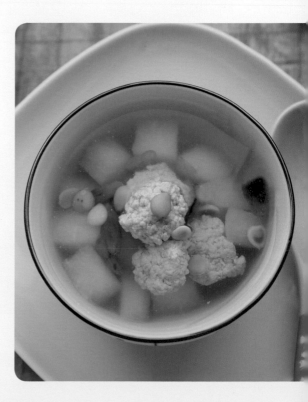

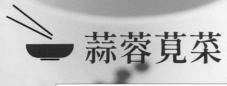

蒜蓉莧菜

功效	□消食　□緩解高血壓、冠心病、肥胖、糖尿病 □促進骨骼生長　□增強免疫力

- 野莧菜含有大量膳食纖維，食用後可刺激腸胃蠕動，加快新陳代謝，可緩解高血壓、冠心病、肥胖、糖尿病等。
- 大蒜性溫，味辛，可溫中健胃，消食理氣。

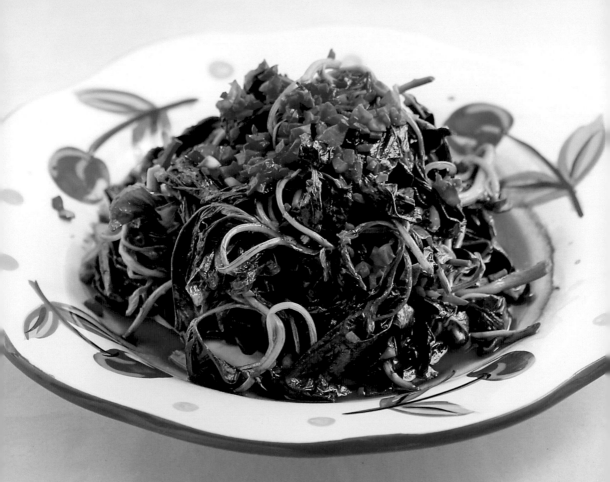

食療筆記

秋分日，民間有「秋分吃秋菜」的傳統。野莧菜，坊間稱之為「秋碧蒿」，素有「長壽草」之美稱。其做法一般是與魚片「滾湯」，名曰「秋湯」。民間有順口溜云：「秋湯灌臟，洗滌肝腸。闔家老少，平安健康。」此食俗與春分日吃春菜類似，因此，秋季吃秋菜，順應天時，對身體也大有益處。不僅可以促進骨骼生長，還能增強人體免疫功能。

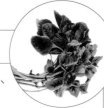

野莧菜 味甘，性微寒，歸大腸經、小腸經。

野莧菜可緩和止痛、收斂、利尿、解熱；種子能利尿、明目。但氣虛、體寒濕久痢者忌服。

材料　野莧菜 ———————— 200 克
　　　　大蒜、鹽 ———————— 各適量

做法
❶ 野莧菜去掉老根，洗淨，瀝乾水分，掐成段
❷ 大蒜拍碎。
❸ 鍋燒熱，倒油，先下幾粒蒜碎爆香，再放入野莧菜大火翻炒，炒至八成熟。
❹ 待野莧菜變軟，倒入剩餘蒜碎翻炒幾下，炒出蒜香，馬上關火，加鹽調味即可。

★ 料理小技巧
・野莧菜不僅可以炒著吃，還可拌著吃，做成餡也很美味。

魚腥草炒雞蛋

功效	□清熱解毒　□滋陰潤肺　□虛勞出血　□肺膿瘍

- 魚腥草味辛，性微寒，歸肺經，入藥有清熱解毒、消癰排膿、利尿通淋的功效。
- 雞蛋中蛋白質的胺基酸比例很適合人體生理需要，易於吸收，營養價值很高。

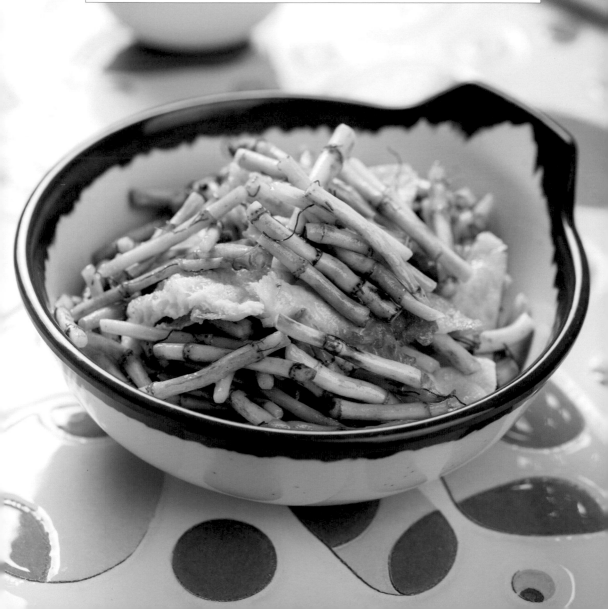

食療筆記

秋分時節，天氣轉涼後，要注意養胃，因此，飲食以適度為宜，不宜暴飲暴食，少吃冷、燙、硬、辣、黏的食物，避免食物在消化的過程中對黏膜造成損傷。一天三頓飯要定時定量，保持有節制的飲食，不宜飯後立即運動或工作，秋季外出也要注意胃部的保暖。但魚腥草不宜多食，久食，虛寒患者和陽性外商者忌食。

此道藥膳具有清熱解毒，滋陰潤肺的功效，適用於肺炎，肺膿商，　腫，虛勞出血，目赤，熱痢等症。

魚腥草 味辛、性微寒；歸屬肺經

功效為清熱解毒，辛散排膿，利尿通淋。現代藥理研究指出，魚腥草對多種陽性與陰性細菌，鉤端螺旋體等有抑制作用，對於皰疹病毒和流感病毒也有直接的抑制作用。（引自長庚醫訊網站「中醫教你感冒時如何緩解不適」一文）

材料

魚腥草⋯⋯⋯⋯⋯⋯⋯⋯⋯⋯⋯⋯⋯50 克
雞蛋⋯⋯⋯⋯⋯⋯⋯⋯⋯⋯⋯⋯⋯2 個
鹽、料酒⋯⋯⋯⋯⋯⋯⋯⋯⋯⋯各適量

做法

❶ 魚腥草洗淨切段。

❷ 雞蛋在碗中打散，加少許水攪勻。

❸ 炒鍋倒油燒熱，放入魚腥草段，加適量料酒翻炒，然後倒入打散的雞蛋液，待凝固後翻炒均勻，

❹ 加鹽調味即可。

蔗汁蜂蜜粥

功效 | □緩解便秘　□清熱　□止痛　□養顏

- 適用於熱病後津液不足、肺燥咳嗽、大便乾結患者食用。
- 甘蔗可清熱解毒、生津止渴、滋陰潤燥。
- 蜂蜜可清熱、潤燥、止痛、解毒、養顏。

老中醫說 秋季容易上火，常常感到鼻、咽乾燥不適，這時吃些生津止渴、潤喉去燥的水果，會使人頓覺清爽舒適，如梨和甘蔗。中醫認為，甘蔗入肺、胃二經，具有清熱、下氣、生津等功效。此外柑橘也是秋季的應季水果，橘皮有理氣健胃、燥濕化痰之效，可用橘皮泡水喝，保健效果更佳。

甘蔗 味甘、澀，無毒。

甘蔗常見的有青皮甘蔗和紫皮甘蔗。青皮甘蔗多用於製糖業，因其含糖量遠高於紫皮甘蔗，而且質地較硬，不易咬動。紫皮甘蔗口感好，汁水多，適合直接吃。

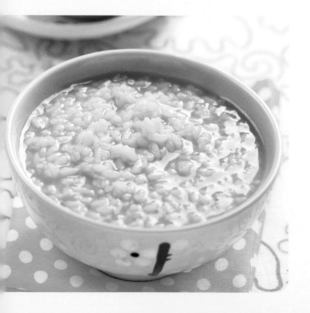

材料

甘蔗汁	100 毫升
蜂蜜	50 毫升
白米	50 克

做法

❶ 將白米洗淨煮成粥，待熟後調入蜂蜜、甘蔗汁，再煮 5 分鐘即成。

❷ 每日 1 次，連食 3 ～ 5 天。

─★ 料理小技巧─
- 只有中華蜜蜂或義大利蜂所釀的蜜才能作為中藥。

百合南瓜粥

功效 | □降低膽固醇 □美容養顏 □抗癌 □強健免疫力

- 健脾和胃,養心安神。
- 鮮百合可潤肺止咳、養心安神、解渴潤燥、美容養顏、防癌抗癌。乾百合可理脾健胃、利濕消積、寧心安神。
- 南瓜性溫,味甘,可排毒養顏、強身健體、健脾和胃。

老中醫説 秋天是流感高發季節,南瓜中的南瓜多糖、維生素 E、胡蘿蔔素,可增強機體免疫力,從而可以預防秋季流感。南瓜中的果膠能控制食後血糖上升,降低血液中膽固醇濃度。

材料

南瓜	250 克
糯米	100 克
乾百合	20 克
冰糖	適量

做法

❶ 乾百合洗淨。南瓜去皮切小塊。

❷ 糯米浸泡 2 小時。

❸ 將糯米、乾百合、南瓜塊一起放入鍋中,加適量水大火煮沸後轉小火熬煮。

❹ 待糯米和南瓜煮到熟爛後,加入冰糖,攪拌均勻即可。

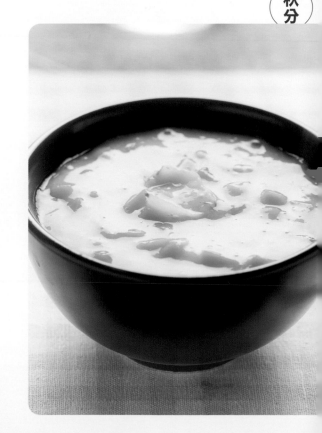

★ 料理小技巧

‧ 此粥也可用鮮百合,味道更鮮,口感更好。

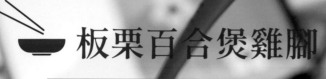

板栗百合煲雞腳

| **功效** | ☐強健筋骨　☐潤肺　☐皮膚保養　☐活血、消腫 |

- 百合味甘，性寒，歸心經、肺經，可養陰潤肺、清心安神。
- 雞腳富含膠原蛋白、骨類黏蛋白等，有健筋骨、滋胃液、滑皮膚、助血脈、固腎壯骨之功效。
- 板栗味甘，含有豐富的維生素 C，有養胃健脾、補腎壯腰、強筋活血、止血消腫等功效。

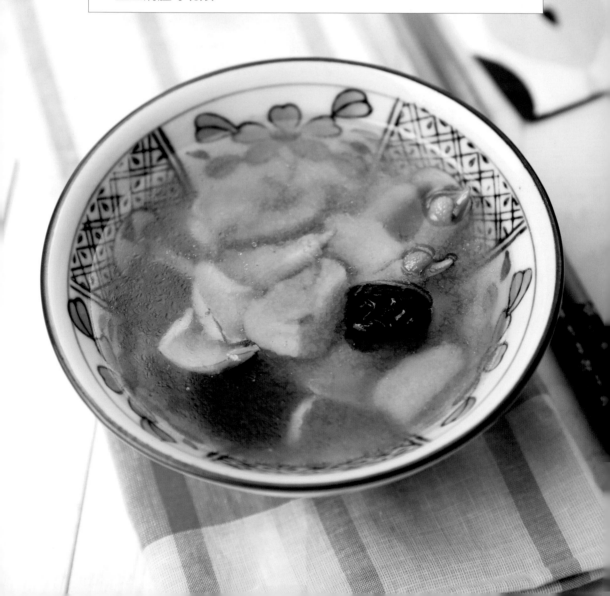

老中醫説

秋栗潤肺，益胃，抗衰老

寒露時節，雨水漸少，天氣乾燥，此時人們汗液蒸發較快，因而常出現皮膚乾燥、乾咳少痰的現象。此時適宜吃一些滋陰防燥、止咳嗽的食物，如板栗、芝麻等。板栗素有「乾果之王」的美譽，適宜脾腎虧虛、慢性洩瀉者食用，但大便乾結、血糖偏高者不宜食用。

栗子　性味甘溫，入脾、胃、腎經

對腎虛有良好的療效，又稱為「腎之果」；另因含有豐富的不飽和脂肪酸和維生素，能防治心血管疾病，骨質疏鬆等疾病，也是抗老的滋補品。（引自良醫健康網「補腎、生栗子、熟栗子誰最強大？」一文）

材料

雞腳	250 克
板栗（栗子）	100 克
百合	50 克
生薑、蜜棗、鹽	各適量

做法

❶ 雞腳洗淨，斬成兩段，放滾水中煮 5 分鐘，取出過冷水。

❷ 板栗去皮；百合洗淨。

❸ 鍋內加水燒開，放入雞腳、板栗、生薑、蜜棗煲 2 小時。

❹ 加入百合再煲半小時，最後加鹽調味即可。

★ 料理小技巧

・板栗用開水燙一下比較好去皮。

紫菜枸杞子茶

| 功效 | ☐補肝益腎　☐適合貧血或產後滋補　☐明目 |

- 此茶可補肝益腎、養血和血,適用於貧血患者。
- 紫菜能軟堅散結、清熱化痰、利尿、補腎、養心。
- 枸杞子味甘,性平,可滋腎、潤肺、補肝、明目。

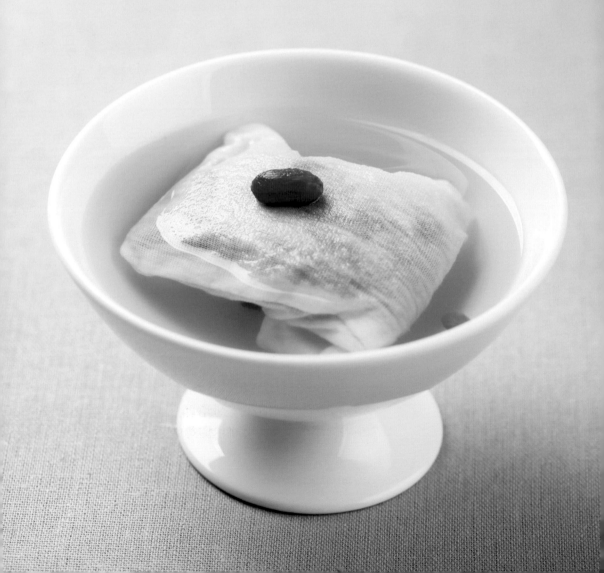

食療筆記

寒露時節氣溫變化較大，晝暖夜涼，是心腦血管疾病、哮喘、肺炎等疾病的高發期。此時，要注意早睡早起，早睡可順應陽氣收斂，早起可使肺氣得以舒展。注意休息，保證充足的睡眠，保持飽滿的精神。同時，還要注意保暖，以防身體受涼，從而引起哮喘、咳嗽等疾病的發作。產婦食用此茶後可滋補身體，加快身體的恢復。胃腸消化功能不好的人或腹痛、便溏的人不宜飲用此茶。

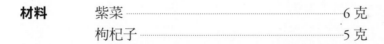

紫菜　味甘、鹹，性涼。

紫菜的蛋白質、鐵、磷、鈣、核黃素、胡蘿蔔素等含量較高，故有「營養寶庫」的美稱。紫菜可補血，增強記憶力，促進骨骼、牙齒的生長髮育。
紫菜可以做成各種湯品，如紫菜蛋花湯、豬肝紫菜湯、紫菜木瓜湯、番茄紫菜牛肉湯、綠豆薏仁紫菜湯等，搭配不同食材，功效也不同。
此外，紫菜還可涼拌，或做成紫菜包飯。

材料　　紫菜 ⋯⋯⋯⋯⋯⋯⋯⋯⋯⋯⋯⋯⋯⋯⋯⋯⋯⋯⋯⋯ 6 克
　　　　　枸杞子 ⋯⋯⋯⋯⋯⋯⋯⋯⋯⋯⋯⋯⋯⋯⋯⋯⋯⋯⋯⋯ 5 克

做法　　❶ 將紫菜揀去雜質，裝入布袋中，封口，掛線備用。

　　　　　❷ 枸杞子洗淨，曬乾或烘乾。

　　　　　❸ 飲用時取 1 袋紫菜，放入茶杯中，加入枸杞子，用剛煮沸的水沖泡，加蓋悶 15 分鐘即可，每袋可連續沖泡 3 ～ 5 次。

────── ★ 料理小技巧 ──────

・枸杞的芽尖和嫩葉可製成枸杞葉芽茶，可明目、通便、降低血壓。

第一篇　順時養生——最日常的四季調理　秋令食療

寒露

127

大棗蓮子小麥粥

功效 │ □益氣補血　□養心安神　□止瀉

- 大棗可益氣補血、健脾和胃，其維生素含量非常高，有「天然維生素丸」的美譽。
- 蓮子可補脾止瀉、止帶、益腎澀精、養心安神。
- 小麥也可作為藥用，可養心安神、除煩去燥。

老中醫說　寒露喝粥，暖身又養生。肺在五行中屬金，故肺氣與金秋之氣相應，此時燥邪之氣易侵犯人體而耗損肺氣之陰精。飲食應以滋陰防燥、潤肺益胃為原則。用百合、大棗、蓮子等煮粥，可養陰潤肺、健脾和胃。但體內濕熱偏盛、外感咳嗽、大便乾結者不宜食用這些食物。

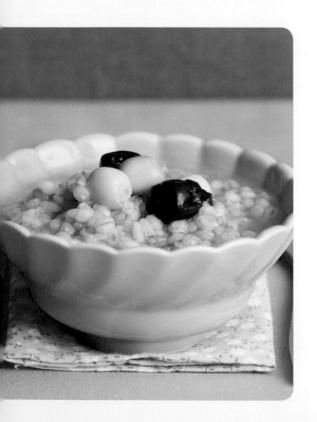

材料

大棗	2 顆
蓮子	3 顆
小麥	60 克
白米	60 克

做法

❶ 將大棗、蓮子（去心）、小麥、白米分別洗淨。

❷ 然後放入電鍋內，加入適量水，打開煮粥功能，熟後即食。

★ 料理小技巧
・ 也可加入小米，營養更豐富。

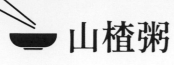
山楂粥

| 功效 | □降血脂、降血壓　□促進胃液分泌、蛋白質消化、脂肪分解 |

- 山楂有開胃、消食、活血化瘀的功效，具有降血脂、降血壓、強心、抗心律不整等作用。

老中醫說　秋季多吃山楂既開胃又助消化。山楂含有多種有機酸，可促進胃液分泌，提高胃蛋白酶活性，促進蛋白質的消化；山楂含有的脂肪酶，還能促進脂肪的分解。孕婦忌食山楂，以免誘發流產。脾胃虛弱者、血糖過低者均不宜生食山楂。另外，山楂不宜空腹食用。

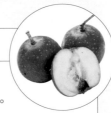

山楂　味酸、甘，性微溫。

脾胃虛弱者不宜生食山楂，健康的人也應有所節制，尤其是兒童，正處於牙齒更替時期，貪食對牙齒生長不利。

材料　　山楂 ⋯⋯⋯⋯⋯⋯⋯⋯30 克
　　　　　白米 ⋯⋯⋯⋯⋯⋯⋯⋯100 克
　　　　　冰糖 ⋯⋯⋯⋯⋯⋯⋯⋯適量

做法

❶ 將米洗淨，山楂洗淨。

❷ 鍋中加適量水，大火煮開，放入山楂、大米煮至滾時稍微攪拌。

❸ 改中小火熬煮 30 分鐘，最後加入冰糖煮溶即可。

★ 料理小技巧
- 在熬煮過程中，要輕輕攪拌以免粘鍋。

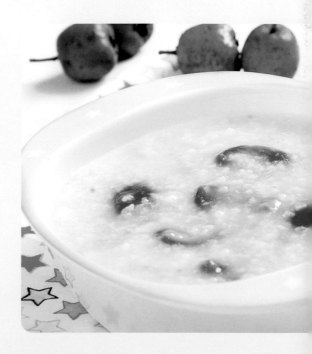

葛根首烏玉米麵餅

功效 │ □開胃　□降低血壓、冠心症　□延緩衰老　□去斑美白
　　　□抗癌

- 玉米具有調中開胃、益肺寧心、清濕熱、利肝膽、延緩衰老等功效。

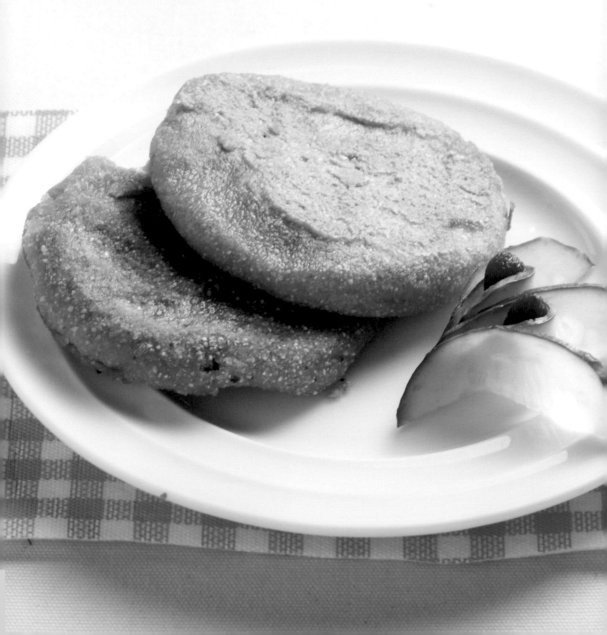

食療筆記 玉米一直都被譽為長壽食品,適合脾胃氣虛,營養不良,動脈硬化,肥胖,脂肪肝,便祕,腎炎等患者使用。何首烏不宜多食、久食。近年來,有不少因過量食用何首烏引起肝損傷的報導。

葛根 性涼、氣平、味甘,入脾胃經。

是治脾胃虛弱泄瀉之聖藥,有解熱、降低血壓和緩解冠心症的作用,亦能幫助抗老、抗炎、保濕和去斑美白。

玉米

在粵語中稱為「粟米」,閩南語稱作「番麥」。玉米味道香甜,可做各式菜餚,如玉米烙、玉米汁等。秋冬是心血管疾病高發時節,多吃玉米可以有效預防心血管疾病發生。

材料

玉米粉 ⋯⋯⋯⋯100 克	葛根粉 ⋯⋯⋯30 克	
小米粉 ⋯⋯⋯⋯60 克	紅糖 ⋯⋯⋯⋯10 克	
糯米粉 ⋯⋯⋯⋯60 克	蔥花、薑末、鹽、油 ⋯⋯各適量	
何首烏粉 ⋯⋯⋯30 克		

做法

❶ 將上述各種麵和粉混合均勻,並調入紅糖,加適量溫開水,揉合後分成 8 個粉團,擀成 8 個餅狀。

❷ 揉擀過程中,加適量油、蔥花、薑末、鹽等。

❸ 平底鍋中放入適量油,刷勻鍋底,小火燒至油微熱,將餅逐個放入,用小火邊煎邊烘烤,烤至酥香鬆軟時即可。

第一篇　順時養生——最日常的四季調理——秋令食療　**霜降**

羅漢果柿餅汁

功效 │ □生津止渴　□潤肺止咳　□緩解便秘

- 羅漢果味甘，性涼，歸肺經、大腸經，有潤肺止咳、生津止渴的功效，適用於肺熱或肺燥咳嗽、百日咳及暑熱傷津口渴等，此外也能滑腸通便，緩解便秘。

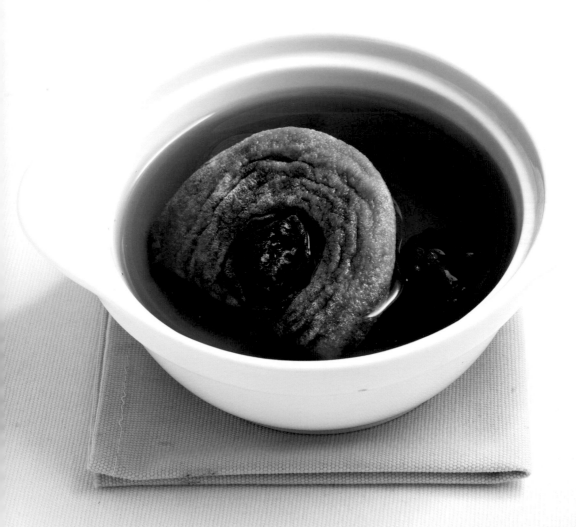

柿餅是取成熟的柿子，削去外皮，切片，日曬夜露1個月後，上霜做成的，有白柿、烏柿兩種。柿餅上的那層白色物質叫柿霜。柿霜是曬製柿餅時，隨著果肉水分的蒸發而滲出的糖分凝結物，為淡黃色或白色，有潤燥、化痰、止咳的作用。患慢性胃炎、消化不良、胃潰瘍、十二指腸潰瘍、慢性腸炎、糖尿病的人均不適宜吃柿餅。

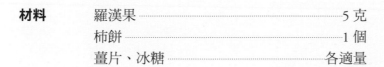

柿餅 性寒，味甘、澀。

柿餅不僅味甜可口，而且具有清熱潤肺、生津止渴、健脾化痰的功效。因此，柿餅常配羅漢果、冰糖等煲成滋潤糖水，適宜天氣乾燥、熬夜上火時飲用。

材料
羅漢果　　　　　　　5克
柿餅　　　　　　　　1個
薑片、冰糖　　　　　各適量

做法
❶ 羅漢果、柿餅洗淨。
❷ 放入鍋內，加適量水，用大火煮沸，放入薑片，轉小火煲1小時。
❸ 下冰糖調味，待冰糖溶化即可食用。

大棗花生仁燉豬蹄

功效 | □補氣血、潤肌膚 □益於產後哺乳食用

- 此道具有益脾胃、生氣血、滋補腎精的作用。
- 花生仁健脾養胃，潤肺化痰。
- 大棗補中益氣，養血安神。
- 豬蹄補氣血，潤肌膚，通乳汁。

 老中醫說 秋天是極易引發支氣管疾病的季節，多吃些花生仁，不僅能補充營養，還能止咳。此外，有慢性支氣管炎或久咳致肺腎兩虛者，可多吃些清熱化痰的食物。血脂偏高者不宜食用此湯。

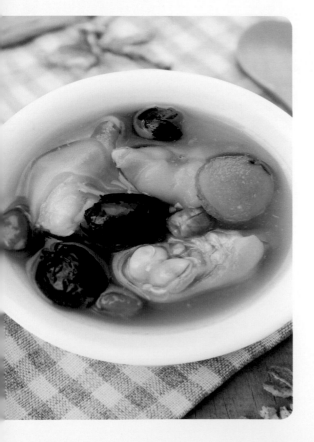

材料

豬蹄	1 隻
花生仁	50 克
大棗	20 克
米酒、米醋、鹽	各適量

做法

❶ 豬蹄洗淨剁塊。

❷ 花生仁和大棗洗淨，放入冷水中浸泡 1 小時備用。

❸ 豬蹄塊放入滾水中汆燙 1 分鐘，撈出洗淨。

❹ 將豬蹄塊、花生仁、大棗、泡花生仁的水、米酒、米醋和鹽依次放入鍋中，加入適量水，小火燉至熟爛即可。

橄欖蒲公英粥

功效 | □消積食　□清熱解毒　□消腫止痛

- 蒲公英味苦、甘，性寒，入肝經、胃經，可清熱解毒、利尿散結。全草入藥，可炒食、做湯，也可泡水喝，但脾胃虛寒、慢性腸炎患者不宜食用。
- 新鮮橄欖含有豐富的營養物質，可解煤氣中毒、酒精中毒和魚蟹之毒，並有清熱、化痰、消積食和利咽喉之功效。

橄欖

營養豐富，果肉內含蛋白質、碳水化合物、脂肪、維生素 C 以及鈣、磷、鐵等礦物質，其中維生素 C 和鈣含量很高，容易被人體吸收，尤適於女性、兒童食用。冬春季節，每日嚼食兩三枚鮮橄欖，可防止上呼吸道感染，還可保護胃黏膜。

材料

蒲公英	15 克
橄欖	50 克
白蘿蔔	100 克
白米	100 克

做法

❶ 將蒲公英、橄欖、白蘿蔔搗碎，裝入紗布袋。

❷ 放入鍋內，加水適量，水煎 20 分鐘。

❸ 去渣後與淘洗乾淨的白米一同煮粥即可。

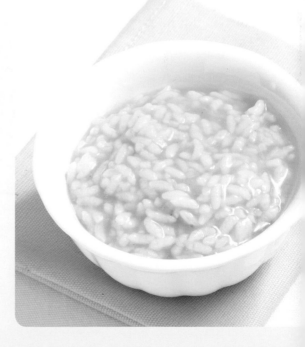

冬令食療

立冬
吃苦多喝水

立，建始也，冬，終也，萬物收藏也。**冬季應多吃苦味的食物，原因是冬季為腎氣旺盛之時，而腎主鹹，心主苦。**從中醫五行理論來說，鹹勝苦，腎水克心火。民間還有諺語「立冬補冬，補嘴空」，立冬時節，人們會通過食物犒賞自己，北方愛吃南瓜餡餃子，南方愛吃雞鴨魚肉等滋陰扶陽的食物。

立冬意味著進入冬季，**冬季天氣乾燥，陰盛於外，陽伏於內，人體很容易陰虛內燥，因此要注意多補充水分。**另外，冬季日常飲食最好也要有湯水相伴，俗話說「飯前先喝湯，勝過良藥方」，飯前喝湯，可以潤滑食物下嚥通道，以免乾硬食物刺激消化道黏膜，還有利於食物的消化吸收。

小雪
易增抑鬱
防感冒

小雪養生注重「藏」，保持精神安靜，減少過多的戶外活動，適當晚起。起居要做好禦寒保暖，防止感冒。白天室內要注意開窗通風，寒冷乾燥的室內，大多數人會感到口鼻乾燥，易生「內火」，多食清火消食的蔬菜水果，如白蘿蔔、白菜、冬瓜、苦瓜、香蕉等食物。每天晚上上床睡覺前，最好用熱水泡腳。

小雪節氣前後，天氣常陰冷晦暗，易增抑鬱淒冷之情，要注重調整心情，培養樂觀情緒，多和朋友參加戶外運動，多吃蘆筍、獼猴桃、橘子、豌豆、黃豆和深綠色蔬菜，也可以幫助緩解抑鬱情緒。另外，粗麵粉製品、穀物顆粒、動物肝臟等富含 B 族維生素的食物，對改善不良情緒也有幫助。專家建議，感覺身心壓力大或焦慮抑鬱時，不妨吃根香蕉。

烏雞	蓮子	白菜	益智仁	泥鰍
滋陰清熱、補肝益腎	益腎澀精、養心安神	除煩解渴、利尿通便	驅除體寒、利腎臟	高蛋白、低脂肪，利高血脂者

大雪
防寒邪侵襲

大雪顧名思義，雪量大，此時天寒地凍，咳嗽、感冒的人比平時多。中醫認為，人體的腳部較容易受寒邪侵襲，俗話說「寒從腳下起」，因此，數九嚴寒，腳部的保暖尤為重要，熱水泡腳能起到暖身保健的作用。另外，**還要多吃含糖、脂肪、蛋白質和維生素的食物，有助於貯存能量。**

民間俗諺有云：「小雪醃菜，大雪醃肉。」大雪節氣一到，家家戶戶忙著醃製「鹹貨」，以迎接新年，且醃肉具有健脾開胃、祛寒消食等功效。小雪封地，大雪封河，北方有「千里冰封，萬里雪飄」的自然景觀，南方也有「雪花飛舞，漫天銀色」的迷人圖畫，此時，可以多喝薑棗湯抗寒。

冬至
注意血液流通

自冬至起，到小寒、大寒，是一年中最冷的時節，在氣溫低於零度以下時，要及時增添衣服，衣褲既要保暖性好，又要柔軟寬鬆，避免穿著過緊，影響血液流通。冬季日照時間縮短，趁著天氣好時可以多曬太陽，來呵護初生的陽氣。冬季戶外活動減少，人們很容易出現維生素 D 缺乏，注意多吃富含鈣和維生素 D 的食物，如奶類、豆製品、動物肝臟等，同時要做好精神調養。

生薑	枸杞子	冬筍	大棗	冬瓜
散寒、止嘔、止咳	益精明目、滋補肝腎	預防便秘和結腸癌的發生	補血益氣為百果之王	營養價值高，冬夏皆適宜

小寒
宜喝粥

此時節是進補的好時期，但並非吃大量的滋補品就可以了，一定要適度。**按照傳統中醫理論，滋補分為四類，即補氣、補血、補陰、補陽。**

補氣宜用紅參、大棗、白術、黃耆、淮山和五味子等；補血應用當歸、熟地黃、白芍、阿膠、何首烏等；補陰宜用冬蟲夏草、白參、沙參、天冬、鱉甲、龜板、銀耳等；補陽可選用杜仲、肉蓯蓉、巴戟天等。

小寒前後正逢臘八節，中國有喝臘八粥的習俗。除了喝粥，冬季還應多吃菌類食物，可以補腎滋陰，健脾胃，提高人體免疫力，增強防病能力。「血遇寒則凝」，寒冷天氣，還應做好保暖工作，防止心臟病和高血壓復發。

羊肉
促進血液循環，增加身體熱量

丁香
芳香健胃、驅風散寒

肉桂
健胃整腸，溫中逐寒

山楂
消食化滯、活血化痰

牛肉
富含蛋白質與氨基酸，提高免疫力

春養肝，
夏養心，
秋養肺，
冬養腎。

大寒時間：2/3~2/5

大寒
注意禦寒暖身

　　大寒前後是一年中最冷的時節，這個時節身體應儲存熱量以抵禦寒冷，所以**食療應以溫補為主，可以多吃紅色蔬果及辛溫食物**，如紅辣椒、大棗、胡蘿蔔、櫻桃、紅色甜椒、紅蘋果等，這些食物能給身體提供熱量，從而驅除寒冷。寒冷會使人體抵抗力下降，在天氣好時可以適當到戶外活動，多曬曬太陽，可增強體質，以防禦風寒邪氣的侵擾。

　　冬三月是生機潛伏、萬物蟄藏的時令，此時**人體的陰陽消長，新陳代謝也很緩慢，在這一階段要多注意禦寒暖身，為來年貯存元氣**。平時起居若能做到「行不疾步、耳不久聽、目不久視、坐不至久、臥不及疲」，就能保養神氣，養其腎精。另外，天氣寒冷，容易發生凍瘡、皮膚瘙癢等疾病，要注意預防。

鴿肉
高蛋白、低脂肪

紫薯
抗疲勞、抗衰老、補血

桂圓蓮子八寶粥

功效 │ □安神　□補氣血　□防癌抗癌　□養脾胃

- 桂圓益心脾，補氣血。
- 蓮子補脾止瀉、止帶、益腎澀精、養心安神。

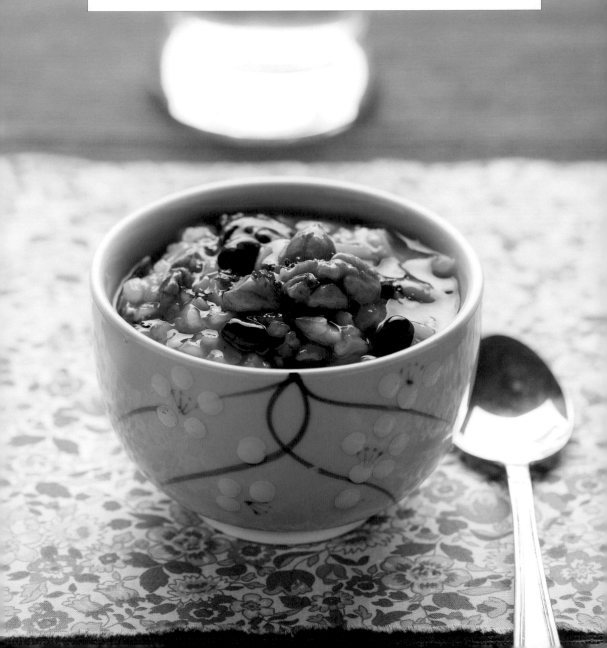

老中醫說 喝熱粥是立冬養生的好選擇。在寒冷的氣溫下，喝上一碗熱乎乎、香甜可口的粥，不但可以養脾胃、滋補身體，還能美容養顏、延年益壽。

比如小麥粥可養心除煩，芝麻粥可益精養陰，蘿蔔粥可消食化痰，茯苓粥可健脾養胃，大棗粥可益氣養陰，可根據自己的體質和喜好選擇適合自己的美味粥品。

蓮子 味甘、澀，性平。

蓮子中的蓮子心可以單獨取出作為一味中藥使用，其味苦，性寒，可清心安神、止咳化痰。

材料

銀耳 ⋯⋯⋯⋯⋯ 1 大朵	赤小豆 ⋯⋯⋯⋯ 50 克
蓮子 ⋯⋯⋯⋯⋯ 10 粒	薏仁 ⋯⋯⋯⋯⋯ 50 克
乾桂圓 ⋯⋯⋯⋯ 5 粒	糯米 ⋯⋯⋯⋯⋯ 50 克
核桃 ⋯⋯⋯⋯⋯ 2 個	冰糖 ⋯⋯⋯⋯⋯ 適量
大棗 ⋯⋯⋯⋯⋯ 2 顆	

做法

❶ 將銀耳用涼水泡開，然後去蒂撕成小朵。

❷ 蓮子去心；桂圓去外殼；核桃去殼取仁。

❸ 將除冰糖外所有原材料都清洗乾淨，放入壓力鍋中，再放入適量清水，煮熟，最後加冰糖拌勻即可。

大棗當歸烏雞湯

功效 │ □骨質疏鬆　□女性缺鐵與貧血

- 烏雞連骨（砸碎）熬湯滋補效果最佳，具有滋陰清熱、補肝益腎、健脾止瀉等作用，可防治骨質疏鬆、佝僂病、女性缺鐵性貧血等症。但患有嚴重皮膚病的人忌食烏雞。

食療筆記 立冬進補時，不同體質者選用的食物也不同。
陽氣偏虛者選羊肉、雞肉等；氣血雙虧者用鵝肉、鴨肉、烏雞等；燥熱者選用枸杞子、大棗、木耳、黑芝麻等，進補時要讓腸胃有適應的過程，要先做引補。

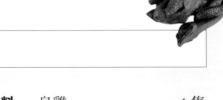

烏雞

因骨骼烏黑而得名。

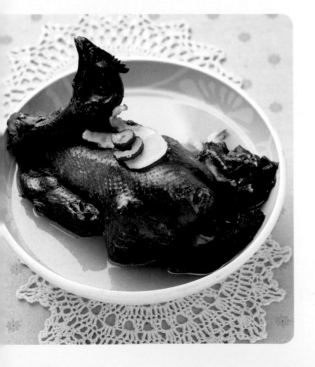

材料

烏雞	1 隻
當歸	10 克
大棗	2 顆
薑片、鹽各	適量

做法

❶ 烏雞清理內臟後洗淨，入開水鍋中氽燙，去除血水後再清洗乾淨。

❷ 當歸洗淨；大棗洗淨去核，切片。

❸ 把上述食材放入鍋中，加入薑片，加入適量水，大火燒沸後轉小火慢燉，燉至烏雞熟爛，加鹽調味即可。

蟲草川貝燉瘦肉

功效 │ □止咳　□補血　□清熱解毒

- 此湯具有潤肺、止咳、補腎養血、滋陰潤燥的功效，肥胖、血脂較高者不宜多飲此湯。
- 蟲草具有補肺腎、止咳嗽、益虛損、養精氣之功效。
- 川貝有潤肺止咳、化痰平喘、清熱解毒的功效。

老中醫説　立冬時節，不同地區進補食物不同。西北地區天氣寒冷，進補宜大溫大熱，可食牛肉、羊肉等；長江以南氣候相對溫暖，進補以清補甘溫為主，可食雞肉、魚肉；偏燥的高原地區則以甘潤生津之品為宜。

材料

蟲草	1 克
南沙參	5 克
川貝	3 克
北杏仁	3 克
豬瘦肉	120 克
陳皮、薑片	各適量

做法

❶ 豬瘦肉洗淨切塊，汆熱水後瀝乾。

❷ 蟲草加熱水泡 10 分鐘。

❸ 將所有原料一起放入鍋中，加入適量水，大火燒開後轉小火，燉 3 個小時即可。

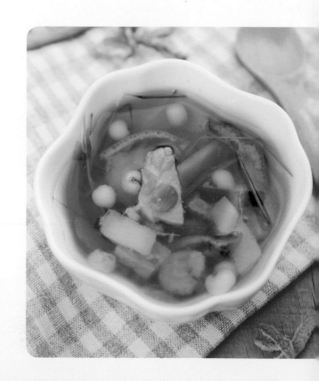

人參枸杞子煲土雞湯

| 功效 | □補脾益肺　□生津止渴　□安神定志　□補氣生血 |

- 人參雞湯是較具代表性的傳統藥膳之一。在冬季，飲食可多吃溫熱補益的食物。此道雞湯加了人參，大補身體，符合冬季養生原則。
- 適合氣陰兩虛者食用，內火旺盛者應少吃。

老中醫說

知其所犯，以食治之。以四氣五味調和人與自然之平衡。
冬天是滋補身體的季節，根據自身條件適當選用藥膳進補，既可增加熱量禦寒，又能加強營養，調理身體。氣虛體質的人，可多食具有益氣健脾功效的食物，如黃豆、雞肉、香菇、大棗、桂圓、蜂蜜等。血虛體質的人，如有頭昏眼花、心悸失眠、面色萎黃、嘴唇蒼白等，可以適當服用首烏、阿膠、當歸等。

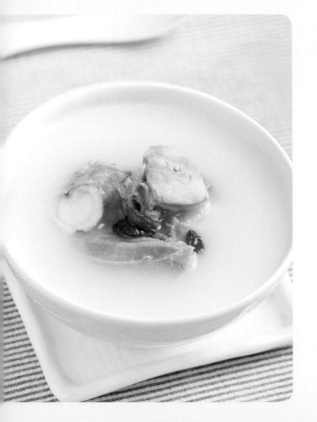

材料

土雞	1 隻
人參	10 克
枸杞子	15 克
料酒、薑片、鹽	各適量

做法

❶ 土雞剁成小塊洗淨，然後汆熱水，洗淨雜質。

❷ 取砂鍋放入雞肉塊、薑片、人參，然後加水蓋過雞肉塊，加適量料酒，大火煮開後，轉小火燉煮 1 小時。

❸ 再加入枸杞子煮半小時，最後加鹽調味即可。

★ 料理小技巧

· 選擇山坡散養的土雞較好，其肉質鮮美、營養豐富。

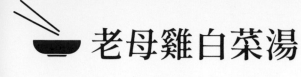

老母雞白菜湯

功效	□養胃生津　□利尿通便　□促進新陳代謝　□淨化血液

- 白菜具有養胃生津、除煩解渴、利尿通便、清熱解毒等功效，可淨化血液、疏通腸胃、促進新陳代謝，適合大眾食用。
- 雞肉味甘，性微溫，能溫中補脾、益氣養血、補腎益精。

白菜

白菜含水量高且富含維生素，多吃可滋陰潤燥、護膚養顏、抗氧化、抗衰老，大白菜物美價廉，比娃娃菜性價比更高。但大白菜性偏寒涼，胃寒腹痛、大便清瀉及寒痢者不可多食。

材料

老母雞	1 隻
白菜	30 克
枸杞子	5 克
鹽、薑片、蔥段、花各適量	

做法

❶ 白菜洗淨，切成片。

❷ 老母雞處理乾淨，汆水撈出沖洗乾淨。

❸ 將老母雞放入鍋中，放入薑片、蔥段，加水，大火燒開後改小火，雞肉燉熟爛。再煮 2 ～ 3 分鐘。

❹ 放入白菜。加枸杞子，再放入鹽、米酒，略煮幾分鐘。

❺ 最後揀出薑片、蔥段，裝入大湯碗內，撒上蔥花即可。

★ 料理小技巧

· 最好在白菜快熟時放鹽，以免影響白菜的甜脆口感。

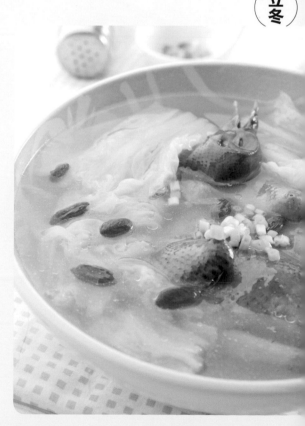

板栗燒牛肉

功效 │ □補中益氣　□強健筋骨

- 體弱、失血過多者可食用此藥膳調補身體。
- 板栗有補腎健脾、益胃平肝、活血止血等功效,被稱為「腎之果」。
- 牛肉含有豐富的蛋白質、胺基酸,有補中益氣、滋養脾胃、強健筋骨、 化痰息風、止渴止涎的功效。

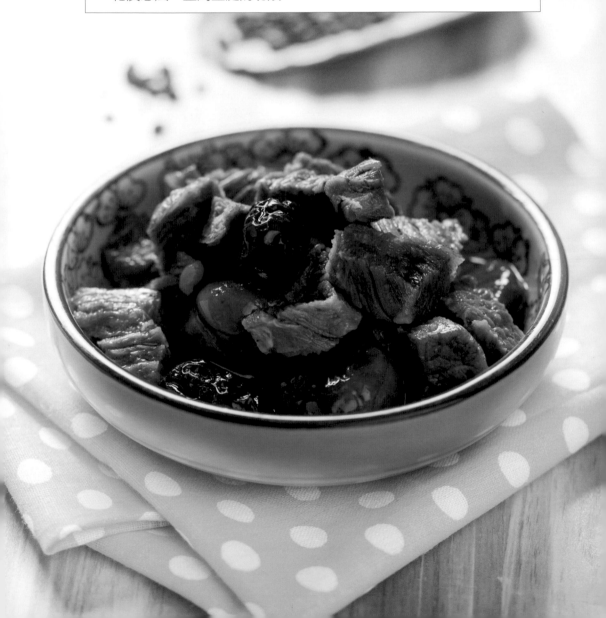

老中醫說 小雪時節應遵循「秋冬養陰」「無擾乎陽」的原則，飲食不宜生冷，也不宜燥熱，宜食用滋陰潛陽的食物，如板栗、腰果、芡實、山藥、核桃、黑芝麻等。

材料　牛肉 ┄┄┄┄┄┄┄┄┄┄┄┄┄┄┄┄┄┄┄┄ 200 克
板栗（栗子）┄┄┄┄┄┄┄┄┄┄┄┄┄┄ 100 克
大棗 ┄┄┄┄┄┄┄┄┄┄┄┄┄┄┄┄┄┄┄┄ 5 顆
蔥末、薑末、鹽、醬油、花椒、草豆蔻、八角各適量

做法　❶ 牛肉切塊洗淨汆水。

❷ 板栗去殼。

❸ 油鍋下板栗煸炒至表皮發黃，取出。

❹ 油鍋燒熱，放入草豆蔻、八角、花椒，略炒後倒入牛肉煸炒，再放入鹽、醬油、蔥末、薑末，炒 20 分鐘後撈出。

❺ 裝入湯鍋中，加水燉 2 個小時。

❻ 然後再放入板栗和大棗燉 1 個小時，最後用大火收汁即可。

第一篇　順時養生——最日常的四季調理　冬令食療　小雪

大棗木耳瘦肉湯

功效 | □滋補潤燥 □潤肺潤腸 □益於養胃

- 冬季喝湯，暖胃補身。
- 木耳性平，味甘，入胃經、大腸經，具有滋補潤燥、養血益胃、活血止血、潤肺潤腸的作用。
- 大棗維生素含量非常高，具有滋陰補陽的功效。
- 瘦肉較肥肉易於消化，但也不宜多吃，否則會增加發生高脂血症、動脈粥樣硬化等心血管疾病的危險。

老中醫說　小雪節氣，天氣較為寒冷乾燥，可多吃一些保護心腦血管的食材，如丹參、山楂、木耳、番茄、芹菜、豆芽菜、蘿蔔等。平時多飲水也可促進新陳代謝，緩解機體乾燥和內熱。

木耳 性平，味甘，入胃經、大腸經。

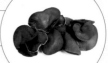

★ **料理小技巧**
· 木耳泡發時不能久泡，久泡會產生毒素，一般泡 3 ～ 4 小時為佳。

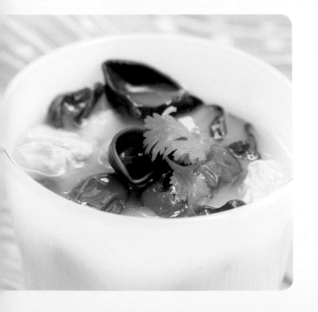

材料

豬瘦肉	200 克
木耳	30 克
大棗	3 顆
鹽、香菜葉	各適量

做法

❶ 木耳泡發洗淨；大棗洗淨去核。

❷ 豬瘦肉洗淨切片，用鹽醃 10 分鐘。

❸ 把木耳、大棗放入鍋內，加適量水，小火煲 20 分鐘。

❹ 放入豬肉片煲熟，加鹽調味，撒上香菜葉即可。

黃耆泥鰍湯

功效 | □潤肺健脾　□益腎助陽

- 此湯富含蛋白質、多種維生素和鈣、磷、鐵等，可潤肺健脾、暖腰補腎。泥鰍具有補中益氣、除濕退黃、益腎助陽等功效。

食療筆記　此湯富含蛋白質、多種維生素和鈣、磷、鐵等，可潤肺健脾、暖腰補腎。泥鰍適合身體虛弱、脾胃虛寒、營養不良者食用，但陰虛火旺者不宜食用。

泥鰍　味甘，性平，歸脾經、肝經、腎經。

泥鰍味道鮮美，營養豐富，高蛋白、低脂肪，故能降脂降壓，素有「水中人參」的美稱。冬天吃對高血壓、高脂血症患者很有好處。

材料

泥鰍	200 克	黃耆	15 克
豬瘦肉	100 克	花生油、薑、鹽	各適量
大棗	10 顆		

做法

❶ 泥鰍用鹽去黏液，去內臟，汆水洗淨，瀝乾水分，用花生油煎至兩面微黃。

❷ 豬瘦肉切塊，汆水洗淨。

❸ 大棗洗淨去核，黃耆洗淨，薑洗淨切片。

❹ 將除鹽外所有食材放入鍋中，加入適量水，大火煮沸後轉小火煲 1 小時，加鹽調味即可。

⭐ **料理小技巧**

- 泥鰍處理乾淨後可直接加鹽等調味料做成泥鰍湯，湯汁鮮香，肉質鮮嫩。還可略煎後放入燉盅內與豆腐同煲。鰍還可紅燒、爆炒，味道也不錯。

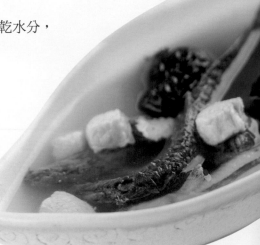

黨參大棗燉雞

功效	□補血補氣　□增強體質　□適合體虛、血虛的女性食用

- 此湯性質平和，氣血虛者每個星期可以服用兩次來進補。
- 黨參可補中益氣、和胃生津、祛痰止咳。
- 大棗有補中益氣、養血安神的功效。
- 雞肉可溫中補脾、益氣養血、補腎益精。

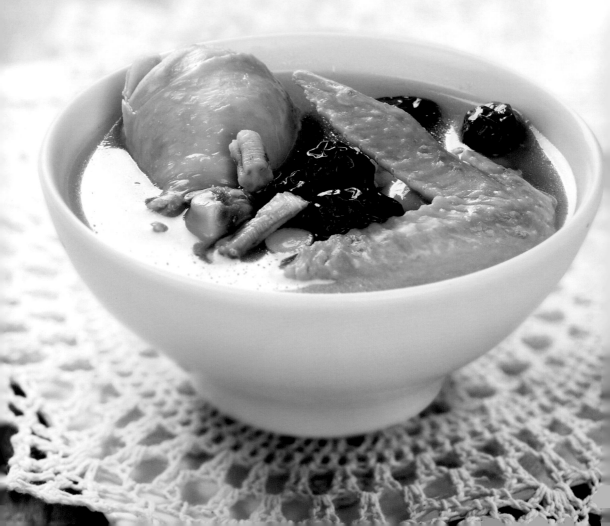

老中醫說

天人合一，順時養生。
唐代醫家孫思邈《修養法》中云：「宜減辛苦，以養腎氣。」
小雪時節，多吃溫潤益腎的食物，如木耳、羊肉、牛肉、雞肉、玉米、枸杞子、蕎麥、白果、胡蘿蔔、銀耳、紅棗、黑米、桑葚、黃精等，同時可配合藥材進行調養。

大棗　性溫，味甘，歸脾經、胃經、心經。

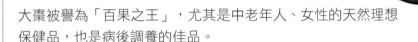

大棗被譽為「百果之王」，尤其是中老年人、女性的天然理想保健品，也是病後調養的佳品。

材料

公雞	500 克
大棗	10 顆
黨參	10 克
鹽、薑片	各適量

做法

❶ 雞洗淨剁塊，開水下鍋汆去血沫，洗淨備用。

❷ 湯煲中依此放入雞塊、黨參、大棗和薑片，放冷水燒開撇去浮沫，小火燉 2 小時。

❸ 加鹽調味，肉熟即可食用。

★ **料理小技巧**

‧ 論雞肉的營養價值，以烏雞最佳，其次可選當地土雞。

‧ 黨參和大棗，皆可補氣養血。加枸杞子同食，還可護肝養肝。

151

羊肉枸杞子粥

功效 │ □陽氣不足 □腰脊疼痛 □頭暈耳鳴 □聽力減退 □尿頻

- 此粥滋腎陽、補腎氣、壯元陽,適用於腎虛勞損、陽氣衰敗所致的陽痿、腰脊疼痛、頭暈耳鳴、聽力減退、尿頻等症。

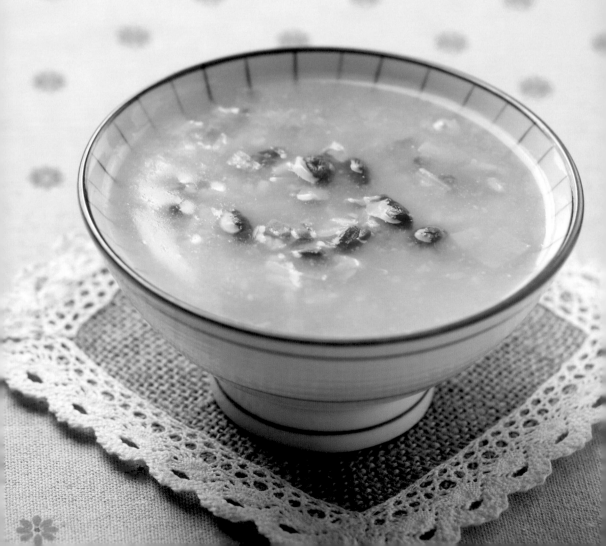

老中醫說　冬季吃羊肉既能提高人體免疫力，促進新陳代謝，改善人體畏寒症狀，又能為人體貯存能量，以利於來年春季陽氣的升發，提高身體免疫力。

冬季宜吃溫補性食物和益腎食物。溫補性食物有羊肉、牛肉、雞肉等，益腎食物有腰果、芡實、山藥、板栗、核桃等。另外，多吃黑色食物如木耳、黑芝麻、黑豆等，可補養腎氣、潤肺生津。

生薑

煮粥時放入薑同食，去腥暖身。生薑在中醫藥學裡具有散寒、止嘔、止咳等功效，含有辛辣和芳香成分，冬季吃可暖胃散寒，夏季吃可防暑提神。

材料

枸杞子	10 克
羊肉	100 克
白米	150 克
鹽、蔥白、薑片	各適量

做法

❶ 枸杞子洗淨，羊肉洗淨切碎，白米淘洗乾淨。

❷ 羊肉、枸杞子、白米、蔥白、薑片一同放入砂鍋中，加適量水，大火煮沸後轉小火煮成粥，最後加鹽調味即可。

枸杞子冬筍煲瘦肉湯

功效	□促進腸道蠕動、助消化 □預防便秘和結腸癌 □養肝明目

- 開胃健脾,潤腸通便。
- 冬筍能促進腸道蠕動,既有助於消化,又能預防便秘和結腸癌的發生,還能養肝明目,清熱解毒。
- 枸杞子含有枸杞多糖、甜菜鹼等營養成分,有益精明目、滋補肝腎的作用。

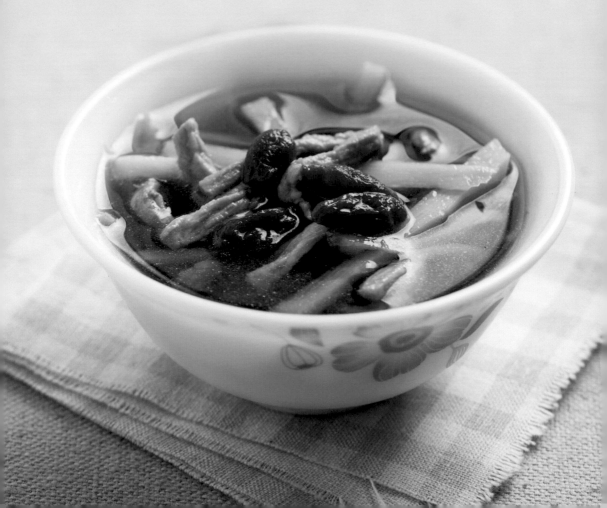

民間素有「大雪進補，來年打虎」的説法，此時食補應根據自身陰陽氣血的偏盛偏衰情況，結合食物之性味來選擇進補食物。冬筍性寒，脾虛便溏者、年老體弱者以及嬰幼兒不宜多食。且含有較多的難溶性草酸鈣，故泌尿系統疾病患者也不宜多食。

冬筍 性寒

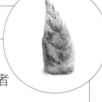

含有豐富的蛋白質和多種氨基酸、維生素，以及鈣、磷、鐵等微量元素，但要注意，胃炎、腎炎以及尿道結石患者不可食用冬筍。

枸杞子 味甘、性平，歸肝經、腎經。

質嫩味甜，有明目補肝、滋腎潤肺作用，可治肝腎陽虧、頭暈目眩、虛精、心中發熱等，杞子更可以促進新陳代謝，從而改善人的體質，增強免疫力。現代醫學研究證明枸杞子可提高機體免疫功能，具有抗腫瘤、延緩衰老活性和降低血糖等作用，常服有益健康，是理想的營養食品。（引自《醫藥人》第 11 期）

材料

枸杞子	5 克
冬筍	30 克
豬瘦肉	100 克
鹽、醬油	各適量

做法

❶ 冬筍、豬瘦肉洗淨切絲；枸杞子洗淨。

❷ 豬瘦肉絲和筍絲入油鍋煸炒一下，加水大火煮沸轉小火慢煲 1 小時。

❸ 再放入枸杞子略煮，最後加入鹽、醬油調味即可。

大棗桂圓茶

- 此茶具有活血補血、益氣健脾、養顏美容的功效。
- 桂圓益心脾、補氣血，適用於勞心、耗傷心脾氣血者。

老中醫說　大棗桂圓茶特別適用於陰虛體質的人，能夠補血益氣。如果體質偏燥熱，可放幾顆枸杞子，以防上火。女性經期或者風寒感冒初期放薑絲一起煮，可以祛寒。立冬之後，直接用紅棗茶漱口或者喝紅棗茶可以有效預防流感。貧血、體弱者經常吃一些桂圓，有補益作用。但糖尿病患者不宜多食。

此外，桂圓的葉子具有清熱解毒的作用，桂圓殼具有散風祛風的作用。

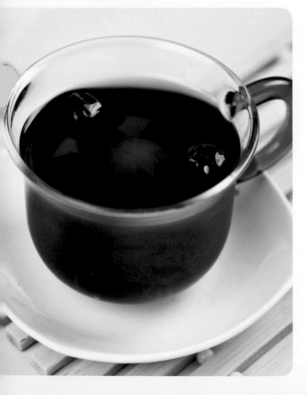

材料　　大棗 ⋯⋯⋯⋯⋯⋯⋯ 5 顆
　　　　　桂圓 ⋯⋯⋯⋯⋯⋯⋯ 5 顆
　　　　　白糖 ⋯⋯⋯⋯⋯⋯⋯ 適量

做法

❶ 將大棗、桂圓分別剝開去核

❷ 再以熱水沖泡 8 ～ 10 分鐘，最後調入白糖即可。

★ 料理小技巧
- 可以依據個人口味適當加入一些蜂蜜或者檸檬水。

冬瓜薏仁粥

功效 │ □消水腫　□防治心血管疾病　□冬夏皆宜

- 此粥有辛涼解表、宣肺清熱、利水消腫、健脾除濕的功效。
- 冬瓜含鈉量較低，對動脈硬化、肝硬化腹水、冠心病、高血壓、腎炎等疾病有良好的緩解作用。

食療筆記　大雪時節熱性食物吃太多難免上火，此時適當吃一些涼性食物，可清熱利濕。對於有尿路疾病和水腫的患者來說，此粥不但可補充營養，還能祛病防病。此外，此粥還有美容潤膚的功效；冬瓜帶皮煮，營養價值更高。此粥也很適合在夏季食用，可消暑祛熱、清熱解毒。

材料　冬瓜 ⋯⋯⋯⋯⋯⋯200 克
　　　　薏仁 ⋯⋯⋯⋯⋯⋯100 克
　　　　鹽 ⋯⋯⋯⋯⋯⋯⋯適量

做法

❶ 將冬瓜洗淨，留皮去子，切成塊備用。

❷ 薏仁洗淨浸泡半小時。

❸ 鍋中加適量水和薏仁，熬煮至薏仁軟爛，最後再放入冬瓜塊，煮至冬瓜熟，加鹽調味即可。

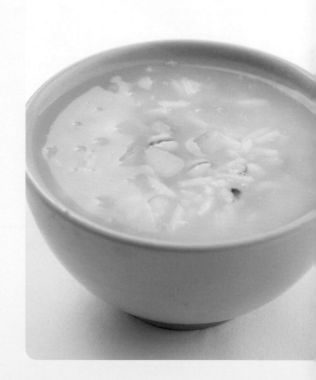

丁香肉桂母雞湯

功效 │ □溫中散寒　□暖胃止痛　□適宜慢性胃病患者食用

- 丁香可溫中降逆、行氣止痛、溫腎壯陽。
- 母雞可溫中補脾、益氣養血、補腎益精。
- 肉桂有溫中補腎、散寒止痛的功效。

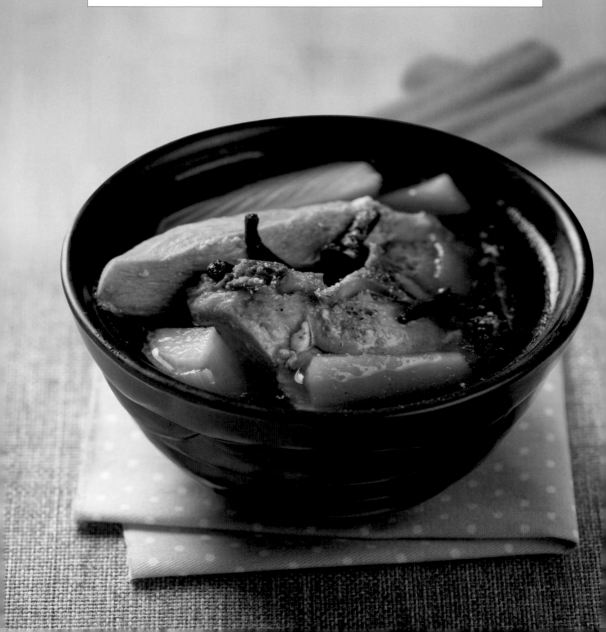

陰陽交替之時，進補大好時機。

《易經》中有「冬至一陽生」的説法。這是因為節氣運行到冬至這一天，陰極陽生，此時人體內陽氣蓬勃生發，最易吸收營養，從而發揮其滋補功效。冬至喝這道丁香肉桂母雞湯，既能滋補身體，升發陽氣，又能達到調理脾胃的作用。

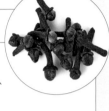

丁香 性溫，味辛。歸脾、胃、肺、腎經。

芳香健胃，興奮壯陽，驅風散寒，鎮痛鎮痙，止吐，抗凝血，抗突變，對特定菌種具抑制作用，如：鏈球菌、大腸桿菌、傷寒桿菌、綠膿桿菌等。

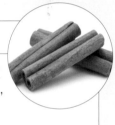

肉桂 性大熱，味辛、甘。歸腎、脾、心、肝經。

峻補氣血，強化體能，健胃整腸，溫中逐寒，對身體虛弱及年長者有補養效果，促進血液循環，促進腸胃蠕動，增強抵抗力。（以上引自國家網路醫藥－中醫天地）

材料

母雞	300 克	草豆蔻	5 克
丁香	3 克	砂仁	3 克
肉桂	5 克	薑片、蔥段、白胡椒、鹽各適量	
陳皮	3 克		

做法

❶ 丁香、肉桂、草豆蔻、陳皮、砂仁分別洗淨，放鍋內加水煎取藥湯。

❷ 母雞洗淨斬塊

❸ 油鍋下蔥段、薑片爆香，加入雞肉，加入藥湯、鹽和白胡椒，燜至雞肉熟即可。

★ 料理小技巧

・ 選用老母雞，燉出的雞湯更美味。

・ 可以入藥的丁香是公丁香，是沒有開花的丁香，而母丁香是成熟的果實。

山藥羊肉粥

功效	□補血　□健脾　□補肺　□固腎、益精

- 此粥益氣溫陽、滋陰養血、健脾補腎、固元抗衰。
- 羊肉具有溫陽益氣、補血補氣的功效，是一種滋補性很強的食物。
- 山藥有健脾、補肺、固腎、益精等功效。

老中醫說　大部分女性一到冬季容易出現手腳冰冷的情況，有時穿很多衣服也未必能夠緩解，這時就需要從身體內部開始調養。冬季是山藥上市的好時節，多食可提高食慾、滋潤皮膚、增強身體抵抗力。羊肉能禦風寒，又可補身體，對於體虛怕冷者有很好的補益效果，所以非常適合冬季食用。但是大便秘結者不宜食用。

羊肉　味甘，性溫，入脾經、腎經。

羊肉可以促進血液循環，增加身體熱量，對於治療一些虛寒病症也有很大的裨益，但要注意暑熱天或發熱病人應慎食。

★ 料理小技巧

· 此粥的另一種做法是把羊肉研泥，山藥研末，再和白米同煮成粥。

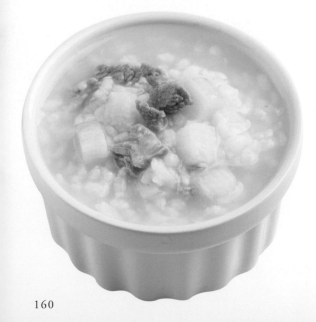

材料

山藥	80 克
羊肉	200 克
白米	100 克
鹽、薑末	各適量

做法

❶ 羊肉洗淨切片；山藥去皮，洗淨切小塊；白米淘洗乾淨。

❷ 油鍋燒熱，放入鹽、薑末、羊肉煸炒至熟透。

❸ 將炒好的羊肉放入燉鍋中，加入適量水，然後放入白米和山藥塊，大火煮沸後轉小火熬煮成粥，最後加鹽調味即可。

赤小豆糯米飯

功效	□健脾養胃　□利尿消腫　□養顏美容　□減肥

- 此飯具有補血、養胃健脾、調節內分泌、美容養顏、減肥等功效。
- 赤小豆性平，味甘、酸，具有利小便、消脹、除腫、止吐的功效，被明代醫家李時珍稱為「心之谷」。
- 赤小豆搭配糯米，對改善脾虛腹瀉和水腫有良好的功效。

食療筆記　在江南水鄉，有冬至夜全家歡聚吃赤小豆糯米飯的習俗。赤小豆宜與其他穀類食物混合食用，一般做成豆沙包、豆飯或豆粥等。尿多的患者不宜多食赤小豆，否則尿頻現象會加重。另外，赤小豆不建議與鹽、羊肉、羊肝一起食用。

材料

赤小豆 ……………… 50 克
糯米 ………………… 100 克

做法

❶ 將赤小豆和糯米提前一晚浸泡。
❷ 洗淨，然後一起放入電鍋煲煮，加適量水，煮熟即可。

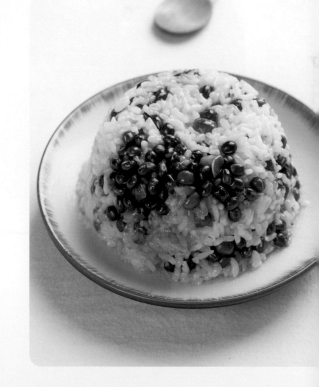

黑米黨參山楂粥

| 功效 | ☐明目活血　☐祛痰止咳　☐補氣　☐降血壓血脂 |

- 此粥也很適合糖尿病患者秋冬季養生食用。
- 黑米具有開胃益中、健脾暖肝、明目活血、滑澀補精之功。
- 黨參味甘,性平,可補中益氣、和胃生津、祛痰止咳。

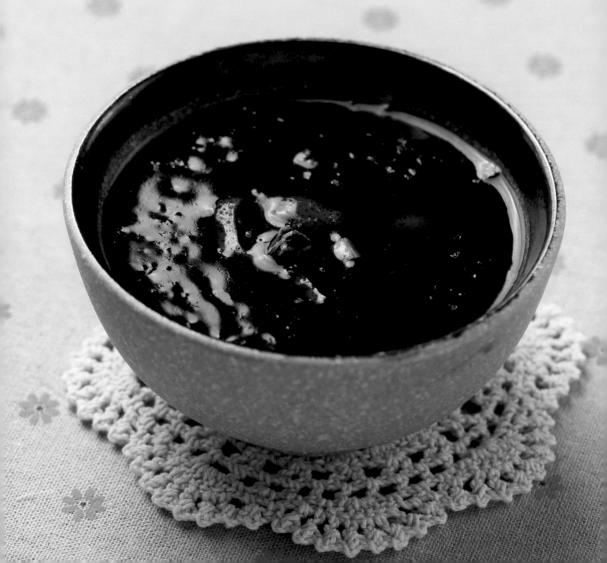

老中醫說 民間有「三九補一冬，來年無病痛」的說法，人們習慣冬季進補。但倘若進補不當，或不注意適當鍛鍊，雞鴨魚肉等吃多了，會出現消化不良的問題。這時，開胃行氣、消食化滯的山楂最受歡迎。山楂藥食同源，不僅好吃，而且具有降血脂、降血壓、強心、抗心律不齊等作用，同時也是健脾開胃、消食化滯、活血化痰的良藥。黑米可以抗衰老，預防動脈硬化，還能降低患心腦血管病的風險。

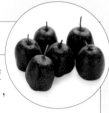

山楂　味酸、甘，性微溫。

山楂不要空腹吃，因為山楂中含有大量的有機酸、果酸等，空腹食用會使胃酸猛增，對胃黏膜造成不良刺激，使胃脹滿、泛酸。

材料	
黨參	15 克
山楂	10 克
黑米	100 克

做法
❶ 黨參洗淨切片；山楂洗淨，去核切片；黑米淘洗乾淨。

❷ 把黑米放鍋內，加入山楂、黨參，加適量水，用大火燒沸後轉小火煮 50 分鐘即可。

黃耆枸杞子煲乳鴿

功效	□補氣虛　□益精血　□抗衰老

- 黃耆性微溫，味甘，具有補中益氣、抗衰老等功效。
- 乳鴿具有滋腎益氣、袪風解毒、補氣虛、益精血、利小便等作用。
- 此湯很適合病後體虛、中氣虛弱、體倦乏力的人補虛。

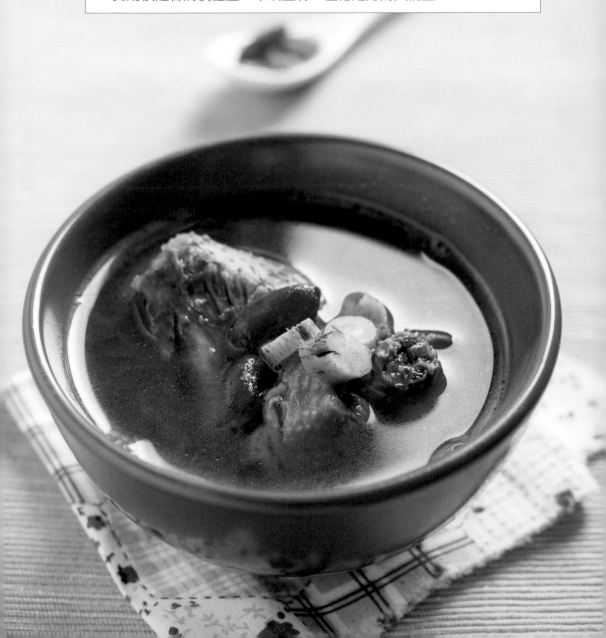

老中醫說 古語有云：「一鴿勝九雞。」鴿肉營養價值高，非常適合老年人、體虛病弱者、孕婦及兒童食用，搭配黃耆、枸杞子，有補氣壯陽、固表止汗、解毒祛風的作用。

補的同時要注意「食宜雜」，即食物要多樣化，精粗搭配，葷素兼吃。小寒飲食忌黏硬、生冷食物，以及油膩、油炸食物。喜冷怕熱、肝火旺盛者和易上火、易發熱者不宜喝鴿子湯。

鴿肉 性平，味甘、鹹，歸肝經、腎經。

鴿肉營養豐富，它所含的鈣、鐵、銅等礦物質及維生素等比雞肉、魚肉、牛肉、羊肉的含量都高。乳鴿肉質細嫩，味道鮮美，高蛋白、低脂肪，是不可多得的美味佳餚。

材料

黃耆	30 克
乳鴿	1 隻
枸杞子	6 克
鹽	適量

做法

❶ 先將乳鴿去毛及內臟，洗淨切塊；枸杞子清洗乾淨。

❷ 將乳鴿、枸杞子與黃耆一同放入砂鍋中，加水，大火煮沸後轉小火煲至乳鴿熟爛，最後加鹽調味即可。

百合炒牛肉

功效	□養陰潤肺　□補中益氣　□化痰、止渴　□強健筋骨

- 乾百合味甘，性寒，歸心經、肺經，有養陰潤肺、清心安神的功效。
- 牛肉有補中益氣、滋養脾胃、強健筋骨、化痰息風、止渴止涎的功效，適合用於中氣下陷、氣短體虛、筋骨酸軟、貧血及面黃目眩之人食用。

 老中醫說　中醫認為，寒冬食牛肉，有暖胃作用。小寒時節，心腎的陽氣容易不足，且寒為陰邪，易傷人體陽氣，所以可吃羊肉、生薑、黑芝麻、核桃等補陽之物。牛肉蛋白質含量高，還含有豐富的氨基酸，能夠提高人體免疫力，是補益佳品。

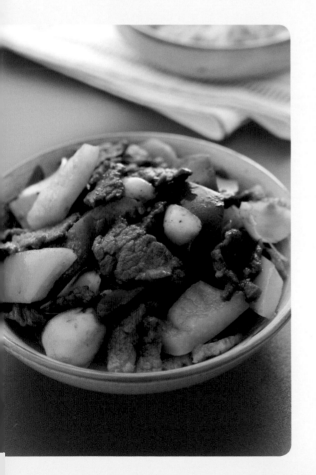

材料

牛肉	200 克
乾百合	30 克
甜椒	2 個
鹽、醬油、澱粉、蒜各適量	

做法

❶ 牛肉切片，放入部分鹽、醬油、澱粉抓勻醃製。

❷ 蒜切末、甜椒切塊；乾百合提前泡發。

❸ 在碗中放入剩餘鹽、醬油、澱粉勾兌成芡汁。

❹ 鍋內倒油，爆香蒜末，放牛肉片翻炒至六分熟，放入甜椒，快熟時放入百合翻炒至熟，然後倒入芡汁調味即可。

★ 料理小技巧

· 牛肉裹上澱粉在炒制時會保留肉中的水分，吃起來更加嫩滑。

當歸山藥煲羊肉湯

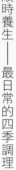

| 功效 | □益胃補腎　□氣血雙補　□體虛畏寒　□腰膝酸軟 |

- 當歸性溫，味甘、辛，歸肝經、心經、脾經，可補血活血、調經止痛。
- 羊肉具有補腎壯陽、補虛溫中等作用，對貧血、腹部冷痛、體虛畏寒、營養不良、腰膝酸軟及虛寒病症均有很大裨益。

老中醫說　此湯湯鮮肉美，營養豐富，可補充氣血、益胃補腎、固腎益精，非常適合冬季食用。但皮膚病、過敏性哮喘患者和陰虛火旺、腹瀉初癒者不宜食用此湯。

材料

羊肉	300 克
當歸	5 克
山藥	50 克
胡椒粉、料理酒（米酒）、蔥、薑、鹽	各適量

做法

❶ 羊肉切塊，用沸水汆燙；山藥洗淨切塊；薑切片；蔥切碎。

❷ 將羊肉、當歸、薑片一起放入砂鍋中，再放入胡椒粉和酒，加水，大火煮沸後轉小火煲 2 小時。

❸ 加入山藥再煮 20 分鐘，加鹽調味，最後撒上蔥碎即可。

★ **料理小技巧**

· 煲湯時要掌握好時間，防止肉不爛或山藥過爛。

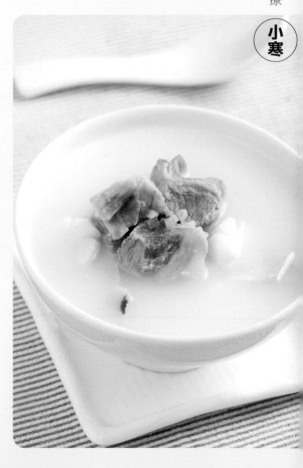

小寒

百合紫薯豆漿

功效	□預防高血壓　□減輕肝功能障礙　□寧心安神、　□抗衰老

- 百合有解毒、理脾健胃、利濕消積、寧心安神等功效。
- 紫薯富含硒元素、鐵元素和花青素，具有預防高血壓、減輕肝功能障礙等功效。

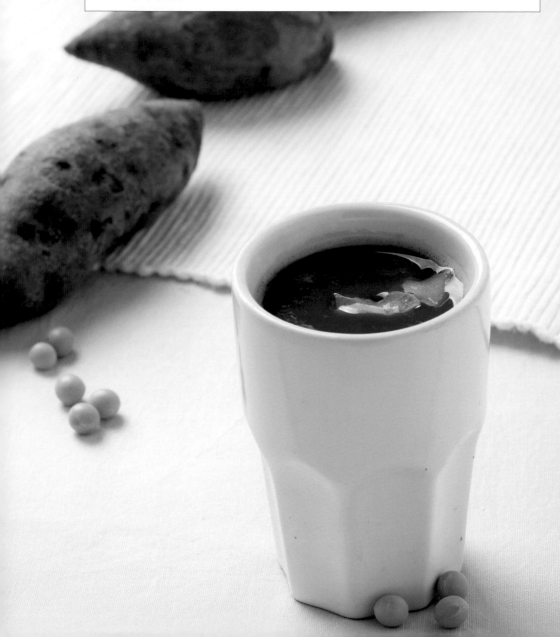

食療筆記

與紅薯比，含澱粉低、水分高。 紫薯最好不要單吃，應該搭配含優質蛋白的食物一起吃，營養更全面，食療效果更佳。而且紫薯中幾乎不含脂肪，所以常吃紫薯可減肥。

紫薯

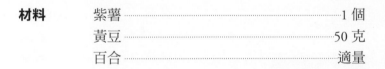

紫薯的營養價值和藥用價值都很高，紫薯中的硒和鐵是人體抗疲勞、抗衰老、補血的必要元素，特別是硒被稱為「抗癌大王」， 可預防胃癌、肝癌等癌病的發生。
紫薯含有氧化酶和糖，容易產氣，吃多了會腹脹、呃逆、矢氣以及刺激胃酸大量分泌，使人感到胃灼熱。濕阻脾胃、氣滯食積者應慎食紫薯，以免引起脹氣，加重症狀。

材料

紫薯 ……………………………………………1 個
黃豆 ……………………………………………50 克
百合 ……………………………………………適量

做法

❶ 黃豆提前浸泡，紫薯去皮切塊，百合洗淨。

❷ 將黃豆、紫薯塊、百合放入豆漿機中，百合留 2 片備用。

❸ 在豆漿機中加入適量水， 動豆漿機打成豆漿，倒入杯中，最後放 2 片百合作為點綴。

白蘿蔔燉羊肉

功效 | □滋補強身　□助消化　□驅寒暖身　□適合貧血者

- 此湯味道鮮美，還可益氣補虛，驅寒暖身。
- 白蘿蔔含芥子油、澱粉酶和膳食纖維，具有促進消化、增強食慾、加快胃腸蠕動和止咳化痰的作用。
- 羊肉營養豐富且功效多，能助元陽、補精血、療肺虛、益勞損。

老中醫説 羊肉屬性溫熱，常吃易上火，可搭配一些涼性蔬菜。白蘿蔔與羊肉搭配，可使此湯油而不膩，容易消化；亦可換成胡蘿蔔，不腥不羶，補而不燥，特別適合貧血者食用。

★ **料理小技巧**

・牛肉裹上澱粉在炒制時會保留肉中的水分，吃起來更加嫩滑。

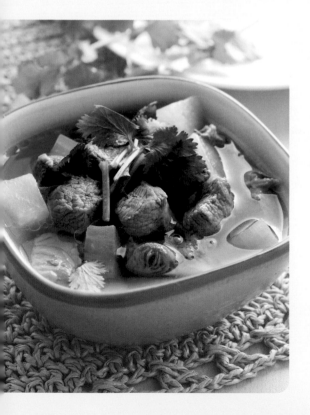

材料　羊肉 ⋯⋯⋯⋯⋯⋯ 250 克
　　　　白蘿蔔 ⋯⋯⋯⋯⋯ 150 克
　　　　蔥段、薑片、八角、香菜
　　　　段、料酒、鹽 ⋯⋯⋯ 各適量

做法

❶ 羊肉洗淨切塊，白蘿蔔洗淨切塊。

❷ 將羊肉塊汆燙，撈出洗淨。

❸ 熱油鍋放入蔥段、薑片和八角爆香。

❹ 加入羊肉塊、料理酒（米酒）炒均勻，倒入適量水燒開，轉小火煮至七成熟。加入白蘿蔔塊、鹽拌勻。

❺ 煮至羊肉和白蘿蔔熟爛，出鍋時撒上香菜段即可。

枸杞子薑棗烏雞湯

功效	□補精氣　□堅筋骨、滋肝腎　□抗衰老、明目　□產後貧血

- 補精氣，堅筋骨，滋肝腎，抗衰老，尤其適合產後貧血、體質虛弱者。感冒發熱或身體有炎症的人不宜服用此藥膳。
- 大棗具有補中益氣、養血安神的作用。
- 枸杞子可滋補肝腎，益精明目。

老中醫説

大寒時節，冬藏轉春生。注意飲食宜溫熱、運動應適量。

民間有「大寒大寒，防風禦寒，早喝人參、黃耆酒，晚服杞菊地黃丸」的説法，説明大寒時節飲食應遵循保陰潛陽的飲食原則，還宜減鹹增苦以養心氣，使腎氣堅固，切忌黏硬、生冷食物，宜吃熱食，以防損害脾胃陽氣。除繼續補腎之外，還要兼顧養肝，同時在進補中適當增添一些具有升散性質的食物，為春天升發做準備。

★ 料理小技巧

- 生薑大棗枸杞子茶，也是一道不可錯過的茶飲。
- 挑選枸杞子時選顏色適中、手感微澀的即可，不可選擇太紅或太光滑的。

材料

烏雞	1 隻
枸杞子	10 克
大棗	5 顆
姜	20 克
蔥、料酒、鹽	各適量

做法

1. 把烏雞洗乾淨，剁成小塊，汆水撈出洗淨；蔥切段、薑切片；大棗、枸杞子洗淨。

2. 把烏雞塊放到鍋裡，放入大棗、枸杞子、蔥段、薑片、米酒，添加足量水，大火煮開，改用小火燉至烏雞肉熟爛。

3. 最後放入適量鹽攪拌均勻即可。

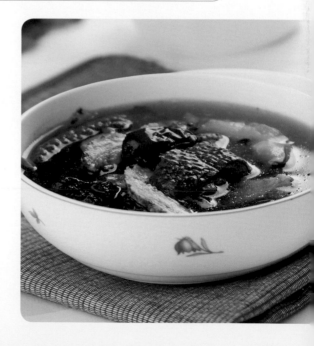

對症養身──
不生病的關鍵

藥膳講究因證用膳，中醫有辨證施治的說法，製作藥膳也應在辨證的基礎上選料配伍，根據「五味相調，性味相連」的原則，以及「寒者熱之，熱者寒之，虛者補之，實者瀉之」的法則來調養身體。如血虛者多選用補血的食物，如大棗、花生仁等；陰虛者多食用枸杞子、百合、麥冬等。只有因症用料，才能發揮藥膳的保健作用。

第二篇

安神、補氣、補血、去濕、去熱 、清腸，
改善體質的自我養生法。

安神藥膳

體虛的分類

中醫將體虛分為氣虛、血虛、陰虛、陽虛四種類型，結合心、肝、脾、肺、腎五臟，每一臟又有氣、血、陰、陽虛弱的類型，如肺氣虛、脾陽虛等。一般陰虛表現為手腳心易出汗、怕熱口渴；陽虛表現為畏寒怕冷、手腳冰涼；血虛表現為面色蒼白、頭暈目眩；氣虛表現為精神不振、頭暈耳鳴。

肺虛的分類

肺虛多表現為肺氣虛和肺陰虛，肺氣虛症狀一般為咳喘、氣虛無力、面色發白、身體疲倦、怕風、易感冒，宜多吃補益肺氣的食物，如馬鈴薯、香菇、山藥、大棗、板栗等；肺陰虛症狀一般為乾咳、痰少、咽乾、口燥、盜汗、便秘、手足心熱，宜多吃滋陰潤肺的食物，如蓮藕、白蘿蔔、百合、梨、銀耳、竹筍、山藥等。

柏子仁	酸棗仁	夏枯草	甘草	枳椇子
心虛血少導致的神經衰弱、心悸不眠、健忘等病症	養肝、寧心、安神、斂汗的功效	清熱瀉火、明目、散結消腫	益氣補中、緩急止痛	補中益氣、止渴除煩

小麥大棗甘草飲

功效 │ □滋陰潤燥　□補肺養血

- 小麥可養心安神、除煩。
- 甘草有益氣補中、緩急止痛、潤肺止咳、瀉火解毒、調和諸藥的功效。
  適用於經常失眠的肝病患者，10～15天為1療程，每天1次。

老中醫説

此湯源於我國古代中醫學經典書籍《金匱要略》中的甘麥大棗湯一方，對氣虛引起的神思困倦、氣弱氣短、發冷出汗、心神不寧有緩解作用。特別是對女性更年期綜合徵引起的浮躁、精神不振等情況，能起到療養心神、強健脾臟、補血益氣的作用。

甘草 性平，味甘，可補氣益脾。歸心、肺、脾、胃經。

主治：脾胃虛弱，中氣不足，咳嗽氣喘，癰疽瘡毒，腹中攣急作痛。（引自國家網路醫藥—中醫天地）

材料
小麥 ………………… 30克
大棗 ………………… 5顆
甘草 ………………… 10克

做法

❶ 小麥、大棗、甘草洗淨備用。

❷ 將甘草放入鍋內加水煎煮，連煎
　2次，然後取兩次藥汁混合備用。

❸ 將小麥、大棗及甘草汁一起放入
　煲內，煮至小麥大棗熟爛即可。

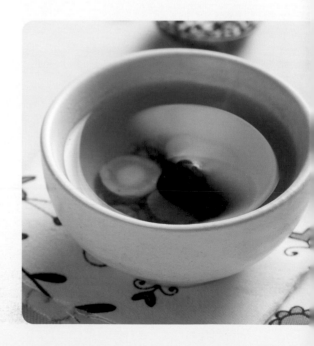

酸棗仁夏枯草瘦肉湯

功效 | □清熱除煩 □緩解心血管疾病症狀 □失眠盜汗 □健忘恍惚

- 酸棗仁味甘、酸,性平,有養肝、寧心、安神、斂汗的功效,適用於心肝血虛者。
- 夏枯草味辛、苦,性寒,歸肝經、膽經,可清熱瀉火、明目、散結消腫,適宜於心肝火旺所致失眠、盜汗、易怒、健忘、恍惚等症。
- 脾胃虛寒所致滑瀉者不宜飲用本湯。

老中醫說　身體虛弱會影響身體健康,可通過飲食進補來調理身體,但進補要講究辨證論治,不能盲目。此湯可清熱除煩、養心安神,可緩解高血壓、冠心病引起的心悸失眠、胸中煩熱、煩躁不安、頭痛眩暈、目赤眼花等症狀。但身體有寒證、陽虛證者不可大量食用。

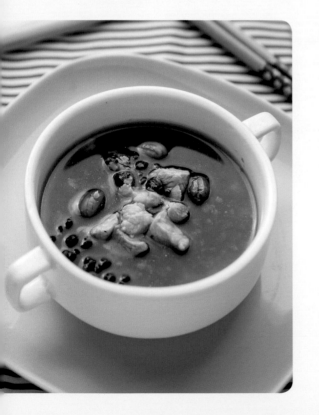

材料

豬瘦肉	……	250 克
夏枯草	……	10 克
酸棗仁	……	30 克
花生仁	……	30 克
大棗	……	4 顆

做法

❶ 將豬瘦肉洗淨切塊,夏枯草去雜質,大棗、酸棗仁、花生仁分別洗淨。

❷ 將 5 味用料放入鍋內,加適量水大火煮沸後,改小火煮 2～3 小時即可。

枳椇子燉豬心肺

功效 | □滋陰潤燥　□補肺養血

- 可補中益氣、滋陰潤燥、補肺養血,用於治療肺結核、小兒疳積、肺燥咳嗽等病症。
- 枳椇子具有補中益氣、止渴除煩的功效。可解酒毒,與葛花同煎,可以緩解醉酒症狀。
- 甘蔗具有清熱、生津、下氣、潤燥的功效。

老中醫說　自古就有以臟補臟、以心補心的說法,豬心能補心,可緩解心悸、怔忡,能加強心肌營養,增強心肌收縮力。豬肺有補虛、止咳、止血之功效,凡肺虛之病都可食用豬肺。但高膽固醇血症患者應忌食豬肺。

材料

枳椇子	30 克
甘蔗	500 克
豬心	150 克
豬肺	100 克
鹽、料酒、醬油、胡椒粉	各適量

做法

❶ 將枳椇子去雜洗淨,甘蔗洗淨切成小塊,豬心、豬肺分別洗淨切小塊。

❷ 鍋內放入適量水、豬心、豬肺煮沸,撇去浮沫。

❸ 加入枳椇子、甘蔗、鹽、料理酒(米酒)、醬油、胡椒粉,小火燉至豬心、豬肺熟爛入味即可。

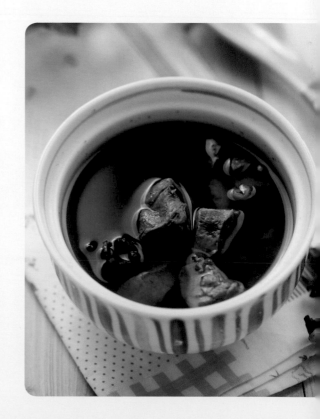

柏子仁煮花生仁

功效	□潤肺化痰　□養心安神

- 此湯味道鮮美，可養心安神。
- 花生仁有潤肺化痰、滋養調氣、清咽止咳之功效，被稱為「長壽果」，是老年人延年益壽、預防心血管病的佳品。

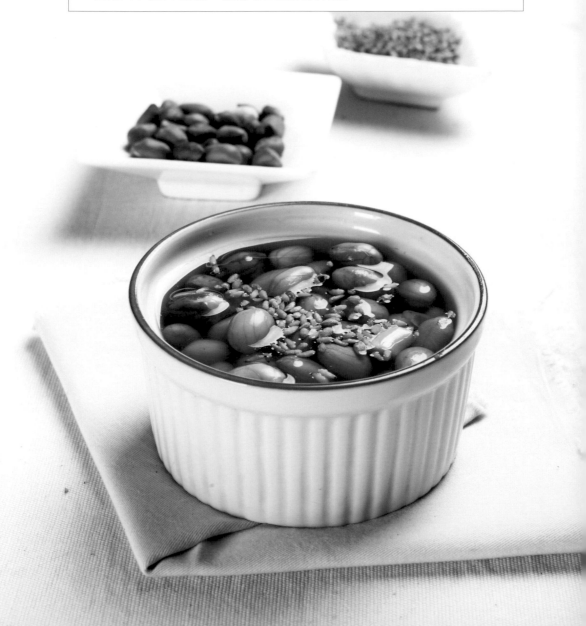

食療筆記 此道菜也適合抑鬱症患者食用，可以寧心安神。除此之外，體虛便秘、陰虛盜汗患者服用本道藥膳，也有輔助治療的作用。但是痰多或大便溏薄、洩瀉者不宜食用。

柏子仁 性平，味甘，歸心經、腎經、大腸經。

柏子仁始載於漢朝的《神農本草經》，並被列為上品，稱其有「主驚悸、安五臟、益氣、除風濕痹，久服令人潤澤、美色、耳目聰明、不飢不老、輕身延年」的功效。
所以心虛血少導致的神經衰弱、心悸不眠、健忘等病症，皆宜用它來治療。

材料

花生仁	100 克
柏子仁	10 克
鹽、蔥段、薑片、花椒、桂皮	各適量

做法

❶ 花生仁、柏子仁洗淨，一同放入鍋中。

❷ 再加蔥段、薑片、花椒、桂皮，加入適量水，大火燒沸後，改小火燜煮至熟，加入鹽再煮 10 分鐘，即可起鍋食用。

★ **料理小技巧**

‧ 花生仁的眾多吃法中，以燉吃為最佳，因為油炸或爆炒會破壞花生仁中的維生素 E 等營養成分。

補氣藥膳

　　補氣是中醫治療氣虛證的方法，又稱益氣。氣虛證常因飲食失調、年老體弱、久病導致臟腑功能衰退而引起。根據不同的症狀，可採用不同的補氣方法，如補肺氣、補脾氣、補心氣、補腎氣等。

氣虛者飲食宜忌

　　氣虛者要選擇具有補氣、性平味甘或甘溫的食物，食物要容易消化，營養豐富。而不同氣虛症狀者所吃食物也不同，如腎氣虛者可常食山藥、板栗、海參；脾氣虛者可選擇山藥、牛肉等。氣虛者忌吃破氣、耗氣食物，忌食生冷寒涼食物，忌食油膩、辛辣食物。需要注意的是，感冒時或身體發炎時，切忌進補。

女性補氣養腎

　　女性由於身體的特殊性，例如月經會導致身體出現氣血虛的情況，這個時候就可以通過進食一些補氣血的食材來調養身體，如大棗、黨參、桂圓、菠菜、牛肉等。氣血充足的女性面色紅潤、氣色好；氣血虛的女性面色發白、冒冷汗、容易疲勞。還可喝一些補氣養腎藥膳茶，有紅糖茶、蓮子補腎茶、杏仁麥冬桑菊茶、核桃紅糖酒茶等可供選擇。

血旺則氣足

　　運動補氣屬於中醫理論，因為氣的儲藏來自於動，動則氣血生化速度加快，氣血利用率提升，五臟六腑的功能得以激活。運動補氣的方法主要有起床拍手、按摩腹部、掌拍背部及脊椎骨，拍打、按摩這些部位可以喚醒休眠之中的五臟六腑，快速吸收食物留下來的氣。而全身運動如游泳、跑步等，則是以血行氣，通過促進血液循環來達到補氣的目的。

黃耆	冬蟲夏草	何首烏	當歸	人參
補氣、保肝、利尿、抗衰老	補肺腎、止咳嗽、益虛損、養精氣	補益精血、養肝安神	調經止痛、潤燥滑腸、抗衰老	補元氣、補脾益肺、生津安神、益智

冬蟲夏草黨參飲

| 功效 | □補氣益腎　　□和胃生津　　□養精氣 |

- 黨參味甘，性平，可補中益氣、和胃生津、祛痰止咳。
- 冬蟲夏草性平，味甘，具有補肺腎、止咳嗽、益虛損、養精氣之功效。

食療筆記

冬蟲夏草可用於久咳虛喘、勞咳咳血、陽痿遺精、腰膝酸痛等症，但有外感表證者慎用。內熱有實證者，食用冬蟲夏草需要適當減量。

冬蟲夏草

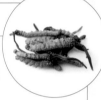

簡稱「蟲草」，既能藥用，又能食用，與人參、鹿茸一起被列為中國三大補藥。民間有云：「寧要蟲草一把，不要金玉滿堂。」

材料

冬蟲夏草	2 克
黨參	10 克
枸杞子	10 克
韭菜子	10 克
白術	10 克

做法

將冬蟲夏草、黨參、枸杞子、白術、韭菜子一起放入砂鍋內，加水用小火煎煮 30 分鐘，連煎 2 次，合併 2 次煎液即可。

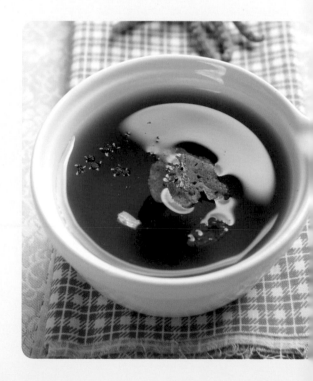

人參核桃枸杞子茶

功效 | □補元氣　□補虛強體　□健腦防老

- 人參能補元氣、補脾益肺、生津安神、益智。
- 核桃仁有補虛強體、健腦防老等功效。

老中醫說　人參被稱為「百草之王」,是名貴的補氣中藥。其含有的營養成分,能夠刺激細胞分化和分裂次數,調節神經系統,還可強心,因此人參也一直是急救的良藥。人參還可固守中焦,具有收斂的效果,可補五臟中的胃氣。但有外感表證者不宜服用。

人參切片泡水喝或直接含著吃都可以發揮其藥用效果。

人參　味甘、微苦,性微溫。

名字帶「參」的中藥材,除人參外,還有西洋參、太子參、黨參、沙參、苦參、玄參、丹參等,其中苦參清熱祛風,沙參清肺養陰,玄參涼血滋陰。

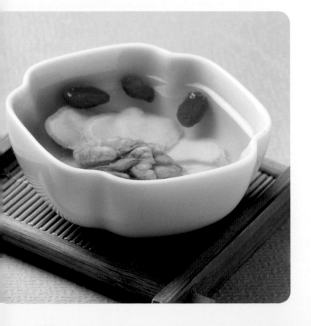

材料　人參 ⋯⋯⋯⋯⋯⋯⋯ 3 克
　　　　枸杞子 ⋯⋯⋯⋯⋯⋯ 10 克
　　　　核桃仁 ⋯⋯⋯⋯⋯⋯ 10 克

做法

將人參、枸杞子、核桃仁分別洗淨,一同放入杯中,加沸水沖泡,加蓋悶 10 分鐘即可。

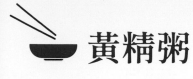

黃精粥

功效 │ □強筋骨　□有助於體虛食少、倦怠乏力者

- 滋陰潤肺，安五臟。
- 黃精粥具有潤肺、滋陰補脾的功用，適用於肺陰不足、乾咳無痰、肺癆咳血、脾胃虛弱、體虛食少、倦怠乏力等症。

老中醫說

《本草綱目》中提到，黃精能補中氣，除風濕，安五臟，補五勞七傷，強筋骨，耐寒暑，益脾胃，潤心肺。但脾胃虛寒、大便泄瀉、痰濕氣滯者不宜服用。腎虛精虧的男性患者也可吃黃精來緩解頭暈、腰膝痠軟等症狀。

黃精 性平，味甘

食用爽口，能滋養肺腎、補氣益脾，用於輔助治療肺腎陰虛、咳嗽少痰、倦怠少食等症。

材料
黃精 ……………………… 30 克
白米 ……………………… 100 克

做法
將黃精和白米分別洗淨，放入鍋內，再倒入適量水，大火燒開，小火煮至粥熟即可。

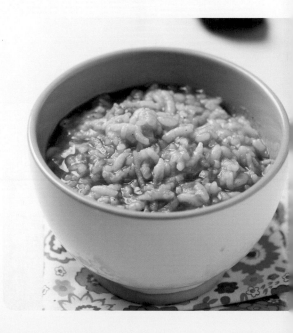

首烏歸耆烏雞湯

功效 │ □補氣血　□滋肝腎　□適用於氣虛血弱、肝腎不足者

- 何首烏有補益精血、養肝安神、強筋骨、固腎烏鬚等作用。
- 當歸能補血和血、調經止痛、潤燥滑腸、抗衰老。
- 黃耆可補氣固表、排毒、利尿、生肌。
- 女性、體弱者、氣血不足者食用此湯大有裨益。

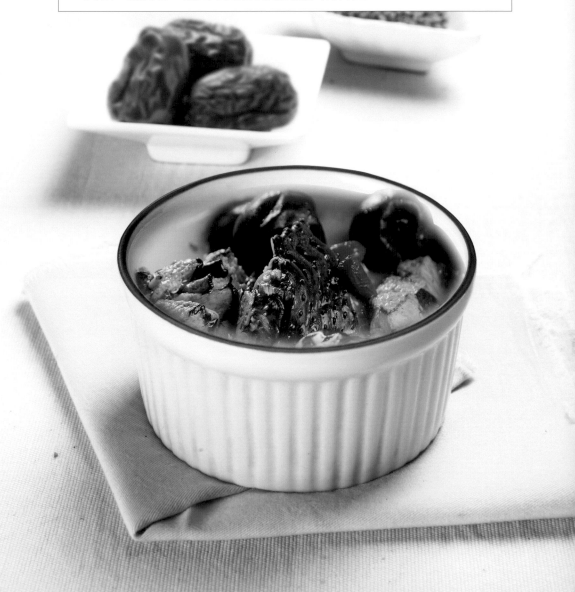

老中醫説 肺主一身五臟六腑之氣。中焦脾胃受納水谷，脾氣健運，氣血得以化生。

中醫認為，氣是人體一切生理功能的動力，是由水谷的精氣與吸入的自然界清氣合併而成的。《黃帝內經》認為人體正氣充盛，邪氣就不會侵襲，便不會使人致病。藥膳食補是一種重要的補氣保健養生方法，常用的補氣中藥材有人參、黃耆、西洋參、太子參、黨參、白術、甘草等。此湯補氣養血，女性經典藥膳，產婦和更年期女性宜食用。

材料

烏雞	250 克
何首烏	5 克
黃耆	10 克
當歸	10 克
大棗	10 顆
鹽	適量

做法

❶ 烏雞洗淨切塊；何首烏、黃耆、當歸分別用清水洗淨，大棗洗淨去核。

❷ 將上述用料一起放入砂鍋內，加適量水，大火煮沸後，改用小火煲 2 小時，加鹽調味即可。

★ **料理小技巧**

· 煎煮時用紗布包住藥材，可令湯汁更清澈，沒有雜質。

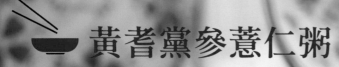

黃耆黨參薏仁粥

功效 │ □補中益氣　□健脾除濕

- 黃耆補氣、保肝、利尿、抗衰老。
- 黨參有補中益氣、和胃生津、祛痰止咳之功效。
- 薏仁經常被用來煮粥或煮湯吃,味道和白米相似,且易被人體消化吸收,能清熱利濕、利小便、益肺排膿。

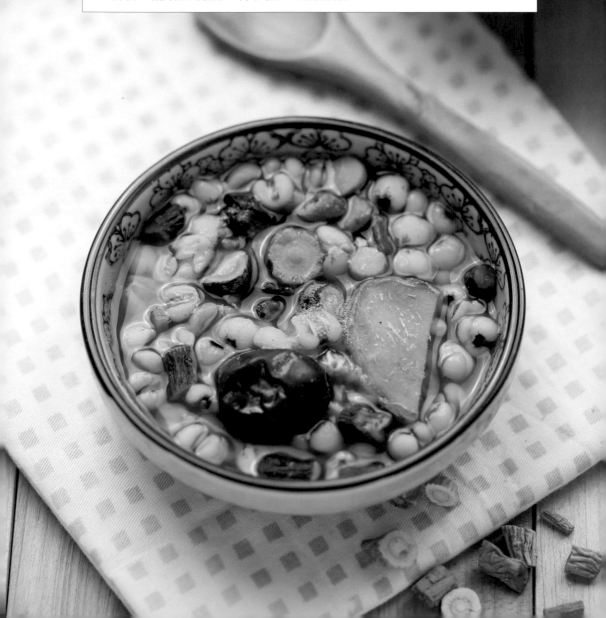

老中醫説

補氣藥膳一般具有補肺氣、益脾氣,增強抵抗力和免疫力等功效。黃耆是中醫常用的補氣藥,據「氣為血帥」的理論,補氣藥與補血藥配伍,有增強補血的作用;與活血藥配伍,有增強活血化瘀的作用;與升提藥,如升麻、柴胡配伍,有升陽舉陷的作用。補氣藥常搭配鵪鶉肉、鴿肉、冬筍、口蘑等食物做成藥膳。但感冒發熱、高血壓患者應慎食補氣藥膳。

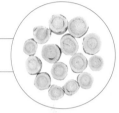

補氣 藥膳

黃耆 味甘,性微溫,歸肺經、脾經。

材料

黨參	10 克
黃耆	10 克
薏仁	50 克
白米	50 克
大棗	2 顆

做法

❶ 將黨參、黃耆、白米、薏仁洗淨,以冷水泡透。

❷ 把全部用料一起放入鍋內,加適量水,小火煮熟即可。

★ 料理小技巧

· 薏仁煮粥前最好先泡幾個小時,這樣更易熟。

補血藥膳

　　中醫認為血虛常見原因有三種：一是因慢性疾病耗血、出血過多導致；二是氣血生化不足，脾為氣血生化之源，脾胃虛弱或營養不良，可致使氣血來源匱乏；三是肝腎不足，肝藏血，腎藏精，精血同源，肝腎虧虛也會導致血虛。血虛的不同症狀反映了不同原因，因此進補前，應根據症狀分析原因，選擇相應的補血方式，才能事半功倍。

中醫說血虛

　　中醫認為血虛常見原因有三種：一是因慢性疾病耗血、出血過多導致；二是氣血生化不足，脾為氣血生化之源，脾胃虛弱或營養不良，可致使氣血來源匱乏；三是肝腎不足，肝藏血，腎藏精，精血同源，肝腎虧虛也會導致血虛。血虛的不同症狀反映了不同原因，因此進補前，應根據症狀分析原因，選擇相應的補血方式，才能事半功倍。

血虛者日常保健

　　血虛者要保持樂觀情緒，因為心情愉快不僅可以增強免疫力，還能促進體內骨髓造血功能，使得皮膚紅潤，面有光澤。同時要注意飲食調理，日常多吃些富含優質蛋白質和微量元素的食物，如動物肝臟、魚、蝦、蛋類、豆製品、木耳、黑芝麻等。還要多參加體育鍛鍊，增強抵抗力和造血功能。

四物：川芎、當歸、白芍、熟地黃	阿膠	西洋參	益母草
補血養血，又能活血調經的良方	補血、活血、補虛之功效	滋陰、補氣、補血	活血祛瘀、調經、利尿消腫

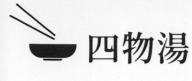

四物湯

功效 │ □補血調經 □緩解經痛

- 四物湯是一道傳統藥膳，具有補血調經的效果，可減輕女性的痛經症狀。如當歸、川芎輕用或不用時，可以安胎。最大特點是隨四種藥物比例不同，可發揮不同功能。

老中醫說

四物湯是中醫養血、補血的經典藥方，最早出現在《仙授理傷續斷秘方》裡，被用於外傷瘀血止痛，曰：「凡傷重，腸內有瘀血者用此，白芍藥、當歸、熟地黃、川芎各等分，每服三錢，水一盞半。」綜合全方，補血而不滯血，和血而不傷血，因此，血虛者可用之以補血，血瘀者可用之以活血，是既能補血養血，又能活血調經的良方。但月經期盡量不用。此外，熱性體質、脾胃虛寒者以及風寒感冒者不宜食用。

四物湯還衍生出許多「子方」，如桃紅四物湯，加了桃仁、紅花，能專治血瘀導致的月經過少。

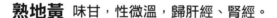

熟地黃 味甘，性微溫，歸肝經、腎經。

材料

川芎	8 克
當歸	10 克
白芍	12 克
熟地黃	12 克

做法

❶ 將四味藥放在涼水裡浸泡半個小時以上，把藥物泡軟。

❷ 泡好後放入鍋中，加適量水大火燒開，再轉小火熬製 40 ～ 50 分鐘後即可。

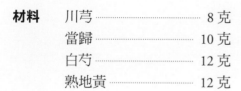

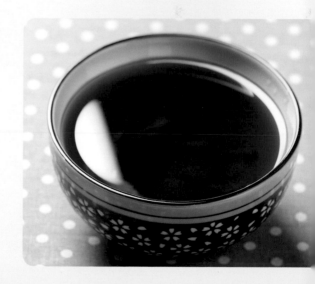

阿膠花生仁大棗湯

功效 │ □氣血雙補　□養陰益胃　□促進兒童骨骼發育　□預防腫瘤

- 阿膠有補血、活血、補虛之功效，用於血虛導致的面色萎黃、眩暈心悸、心煩不眠等症。女性月經期間不可吃阿膠。
- 花生仁又名「長生果」、「泥豆」，可延緩衰老、促進兒童骨骼發育、預防腫瘤。

老中醫説　人體任何部位缺少血液的供養，都會影響其正常生理活動，造成生理功能的紊亂以及組織結構的損傷。常見補血食材有當歸、阿膠、黑芝麻、桑葚、桂圓、蓮藕、紫葡萄乾、黑棗、烏雞、菠菜、動物肝臟等。

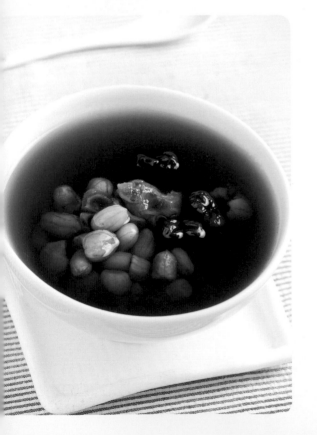

材料

阿膠	9 克
花生仁	20 克
桂圓肉	15 克
大棗	3 顆
紅糖	適量

做法

❶ 將花生仁、桂圓肉、大棗放入砂鍋中，加適量水大火煮沸後轉小火煲 1 小時。

❷ 放入阿膠煮至阿膠溶化，最後加紅糖調味即可。

益母草大棗湯

功效 | □溫經養血　□祛瘀止痛　□預防失智　□利尿消腫

- 益母草可活血祛瘀、調經、利尿消腫、收縮子宮。
- 大棗能補脾和胃、益氣生津，從而使氣血充足，改善血虛引起的面色萎黃等症。

老中醫說 血虛會使人面色發黃或蒼白、失眠健忘、頭暈眼花、女性月經量變少等。常食大棗可輔助治療身體虛弱、神經衰弱、脾胃不和、消化不良、貧血消瘦等病症。孕婦禁用本湯。陰虛血少者、滑陷不固者也不宜食用。

材料

益母草	10 克
大棗	20 克
紅花	10 克
紅糖	50 克
米酒	50 克

做法

❶ 把益母草、大棗、紅花裝入乾淨紗布袋中。

❷ 放入砂鍋內，加入適量水大火煮沸，再加入米酒、紅糖，用小火煨 1 小時左右，取出藥袋，喝湯即可。

★ **料理小技巧**
- 益母草還可與雞蛋同煮，可補血活血，有效緩解痛經。

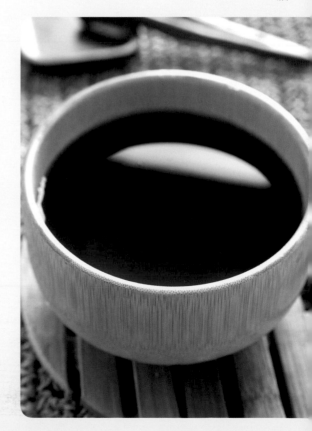

西洋參蕎麥粥

功效 │ ☐補氣血　☐預防中風　☐降血壓

- 常服蕎麥粥可降血壓、預防中風，很適合高血壓患者食用。
- 西洋參能滋陰、補氣、補血，長期服用可降低血液凝固性、抗動脈粥樣硬化。
- 蕎麥含有豐富的膳食纖維，具有開胃寬腸、下氣消積的作用。

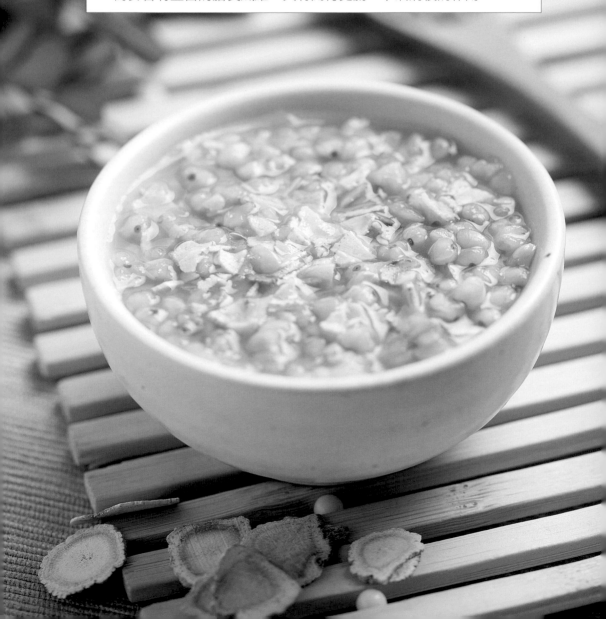

老中醫說

中醫講「人之所有者，血與氣耳」，其中氣屬陽，無形主動，主溫煦；血屬陰，有形主靜，主濡養；二者又都源於脾胃化生的水谷精微，在生理上相輔相成，相互依存，共同維繫並促進生命活動，所以補血也離不開補氣。此道西洋參蕎麥粥，結合西洋參和蕎麥的諸多功效，不僅可以調理氣血虛，還能調理腸胃。但脾胃虛寒者或感受表邪者不宜食用。

西洋參 性涼，味甘、微苦。

西洋參別名花旗參、洋參、西洋人參。一般加拿大產的叫西洋參，美國產的叫花旗參，在中國北京懷柔和吉林長白山都有種植。

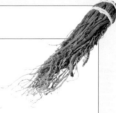

材料　西洋參⋯⋯⋯⋯⋯⋯⋯⋯⋯⋯⋯⋯⋯⋯⋯⋯⋯⋯⋯⋯ 3 克
　　　　蕎麥⋯⋯⋯⋯⋯⋯⋯⋯⋯⋯⋯⋯⋯⋯⋯⋯⋯⋯⋯⋯⋯ 100 克

做法　❶ 西洋參洗淨後浸泡 12 小時，切碎。

　　　　❷ 蕎麥洗淨。

　　　　❸ 鍋中放入蕎麥、西洋參碎和浸泡西洋參的水，再加適量水，大火燒開，轉小火熬煮 1 小時，晾至溫熱即可食用。

除濕藥膳

　　古話說：「千寒易除，一濕難去。」中醫將濕氣稱為「濕邪之氣」，濕邪最為常見，也最難治療。常用的方法是把有祛風除濕作用的藥物和食物做成除濕藥膳，來祛除人體內的濕氣。

濕邪的形成

　　濕邪分為內濕和外濕。夏季是暑濕高發季，太陽使大自然中的雨水或濕氣蒸騰，彌散到天空，形成自然界的暑濕，即外濕。內濕是暑熱導致人體出汗過多，氣隨汗液排出，傷到了人體的陽氣與陰液，所以脾胃的功能受到影響，體內水濕運化失常就會導致濕邪內生。

除濕方法

　　濕氣最易滲透，從不孤軍奮戰，總與別的邪氣狼狽為奸。

　　有濕氣的人可通過一些方法來減輕。首先，要增加運動量，每天適當的運動，不僅可以緩解壓力，還能增強臟腑器官的功能，從而加速濕氣排出體外，尤其是夏季要運動到出汗為好。其次，盡量不要一直處在潮濕環境中，天氣好時家裡要注意通風換氣，人也要多出去曬太陽。最後，飲食上注意多吃一些健脾祛濕的食物，幫助排出濕氣。

除濕的注意事項

　　一些不良的生活習慣也會導致濕氣入侵，如貪涼、睡眠差、穿得少、久坐、喝酒、對著空調吹、濕髮睡覺等，所以要在生活方面上注意，改掉不良習慣，做到少食甜膩、生冷食物，忌煙酒，保證充足的睡眠，多活動，注意保暖，洗完澡後要及時擦乾身體和頭髮。

黃耆	冬蟲夏草	何首烏	當歸	人蔘	黃精
補氣、保肝、利尿、抗衰老	補肺腎、止咳嗽、益虛損、養精氣	補益精血、養肝安神	調經止痛、潤燥滑腸、抗衰老	補元氣、補脾益肺、生津安神、益智	補中氣，除風濕，安五臟

薏仁赤小豆湯

| 功效 | □祛濕、消水腫　□解毒排膿　□滋養頭髮 |

- 此湯能祛除體內的濕氣，利水消腫，解毒排膿，非常適合夏季除濕之用。
- 薏仁和赤小豆一樣，同屬於祛濕排毒聖品，白米煮成粥當飯吃。

食療筆記　薏仁赤小豆湯還能滋養頭髮，防脫髮；面部有色斑或粉刺者，服用此湯有助於修復皮膚；其具有高纖維、低脂肪等特點，可潤腸通便、降血壓、降血脂、調解血糖、解毒、健美減肥，但陰津不足者不宜食用此湯。

赤小豆 味甘、酸，性平，無毒。

薏仁 性涼，體質偏寒的人要少食。

材料

赤小豆 ⋯⋯⋯⋯⋯⋯ 50 克
薏仁 ⋯⋯⋯⋯⋯⋯ 100 克
大棗 ⋯⋯⋯⋯⋯⋯ 5 顆
冰糖 ⋯⋯⋯⋯⋯⋯ 適量

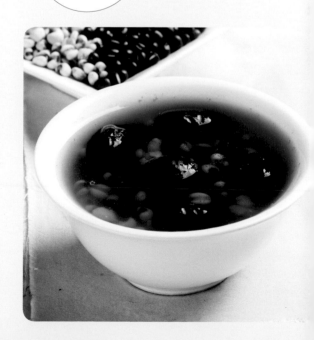

做法

❶ 將赤小豆、薏仁洗淨浸泡 12 小時。

❷ 大棗洗淨備用。

❸ 把泡好的赤小豆和薏仁一起放入砂鍋中，加適量水，再放入大棗，小火煮至米熟豆爛，加入冰糖調味即可。

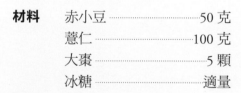

195

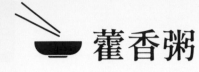

藿香粥

功效	□化濕　□解暑　□養胃　□緩解胃脹、打嗝

- 藿香粥有芳香化濕、解暑發表、和中止嘔等功效，滋補養胃，老少皆宜。藿香有殺菌功能，口含一葉可除口臭，還能用作防腐劑。

食療筆記　藿香粥一般在夏季食用，可治療因暑熱引起的中暑、濕邪，以及發熱、胸悶、食慾不振、嘔吐、精神不振等症狀，用藿香泡茶飲服，也可治療暑濕。《本草圖經》中記載，藿香為「治脾胃嘔逆，為最要之藥」，平常人們也會服用藿香類中成藥來緩解中暑和治療感冒，藿香還能增強消化功能，對胃脹、胃疼、飯後打嗝有緩解的作用。

藿香　味辛，性微溫，歸脾經、胃經、肺經。

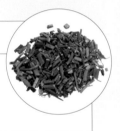

藿香有廣藿香和土藿香之分。廣藿香主要產於廣東，香氣濃郁；土藿香中國各地均產，氣清香，味淡。藿香有「夏日良藥」之譽。

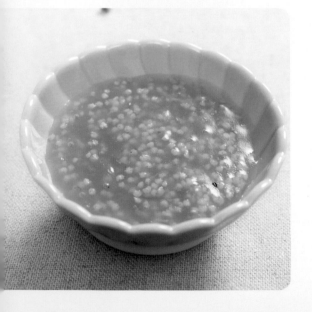

材料　乾藿香 ⋯⋯⋯⋯ 15 克
　　　　小米 ⋯⋯⋯⋯ 100 克

做法

❶ 乾藿香洗淨，放入鍋中，加水煎煮，去渣取汁。

❷ 小米洗淨，浸泡 30 分鐘。

❸ 在鍋中放入小米和適量水，大火燒沸後轉小火，熬煮成粥。

❹ 待粥煮熟時，放入藿香汁，略煮片刻即可。

百合荸薺粥

功效	□清心瀉火　□消食化痰　□預防貧血

- 此粥具有潤肺止咳、清熱解毒、健脾養胃、預防貧血等功效。
- 百合味甘，性寒，歸心經、肺經；可養陰潤肺，清心安神。
- 荸薺有清心瀉火、潤肺涼肝、消食化痰、利尿明目之功效。

老中醫說　此粥有除熱生津、開胃消食、補中益氣、止虛汗之功效。還可與一些利尿的食物一起搭配食用，如莧菜、扁豆、冬瓜、薏仁、綠豆、西瓜翠衣等，除濕效果更好。脾胃虛寒者不宜多食。

材料

荸薺	25 克
百合	5 克
糯米	100 克
枸杞子	5 粒
冰糖	適量

做法

❶ 百合洗淨泡水；荸薺去皮洗淨切塊；糯米洗淨後用水浸泡 2 小時。

❷ 鍋中放適量水，加入糯米用大火煮沸，轉小火熬煮 40 分鐘。

❸ 放入荸薺煮熟，再加入百合和枸杞子熬煮 5 分鐘，最後用冰糖調味即可。

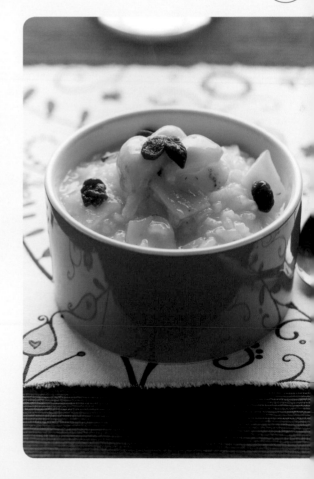

★ 料理小技巧

· 將荸薺和百合打碎煮粥，可以緩解兒童咳嗽。

玉米鬚白茅根煲豬肚湯

功效 | □清熱祛濕 □利水消腫

- 清熱祛濕、利水消腫、健脾補血,四季皆宜,特別適合體內有濕氣的人飲用。
- 玉米鬚有利尿消腫、清肝利膽的功效。
- 白茅根性寒,可涼血止血、清熱利尿。食用時要注意控制用量,不要過度。
- 豬肚味甘,性微溫,為補脾之要品。

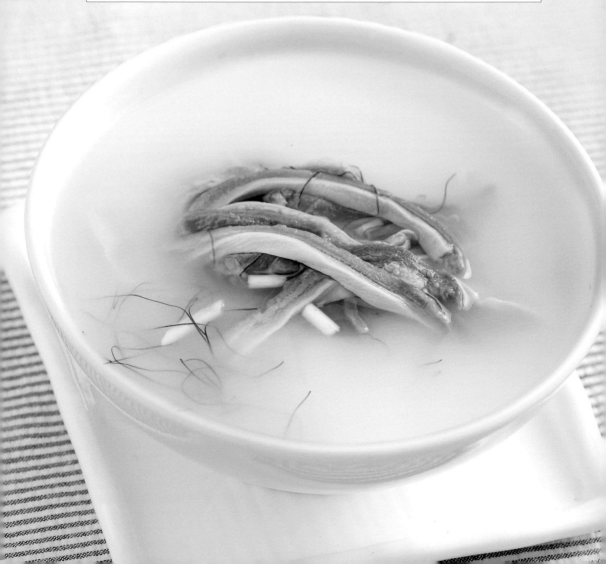

老中醫說

諸濕腫滿，皆屬於脾。

脾虛無力運化水液，則體內水液聚集產生濕氣。

中醫認為，脾喜燥惡濕，所以濕氣重最易傷脾。脾的主要功能是運化、吸收，多數人在夏季濕熱環境中會出現食慾和消化功能下降的現象，或有人雖食慾不受影響，但吃了東西後馬上會有飽脹的感覺，這是胃強脾弱的表現，是脾濕的徵候。

玉米鬚 味甘，性平。歸膀胱經、腎經。

有瀉熱利尿，利膽平肝，寬腸下氣，降壓，涼血退熱，消炎，降血糖，止血的功效。

白毛根 味甘，性寒。歸肺經、胃經、膀胱經。

補中益氣，除伏熱，消瘀血，利小便，解酒毒，涼血，止血，清熱，促凝血，抗菌。（以上引自國家網路醫藥─中醫天地）

材料

豬肚	1 個
玉米鬚	10 克
白茅根	15 克
鹽	適量

做法

❶ 用鹽揉搓豬肚，除去黏液，沖洗乾淨，切絲，用開水汆 3 分鐘，撈出洗淨。

❷ 玉米鬚和白茅根分別洗淨，瀝乾水分。

❸ 將上述材料放入砂鍋中，加適量水，大火煮沸後轉小火煲 2 小時，加鹽調味即可。

★ 料理小技巧

· 豬肚要選表面均勻、紅色的。白茅根要選粗肥、顏色較白、沒有鬚根的。

· 可加大棗同燉，有補氣補虛之效。

冬瓜鴨架湯

功效 │ □消水腫　□祛濕　□滋養潤顏　□清熱化痰

- 此湯可清潤消暑、利水祛濕、健脾開胃、滋養潤顏、清熱化痰。
- 冬瓜含有豐富的蛋白質、維生素以及礦質元素等營養成分，有利尿、清熱、化痰、解渴等功效，可緩解水腫、痰喘、暑熱、痔瘡等症。

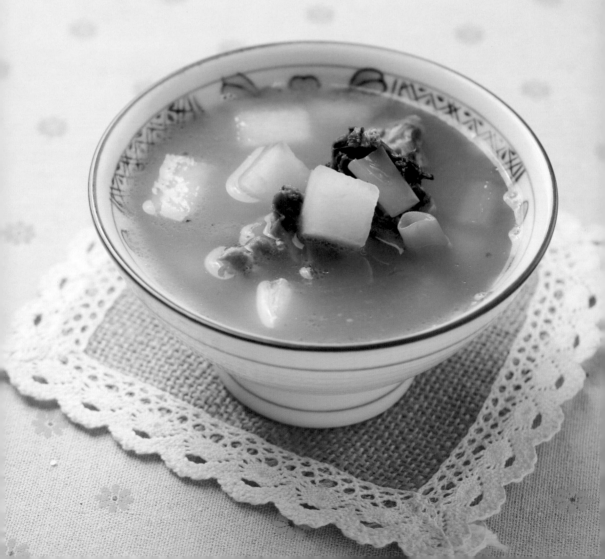

冬瓜

冬瓜中的鉀、維生素 C 含量高，鈉含量較低，高血壓、腎臟病、水腫等患者食之，可達到消腫而不傷正氣的作用。另外，冬瓜能有效抑制糖類轉化為脂肪，防止人體發胖。

材料

鴨架 .... 3 個
冬瓜 .... 10 克
鹽、薑、蔥、胡椒粉 .... 各適量

做法

❶ 鴨架處理乾淨斬成小塊；冬瓜洗淨切塊；薑切絲、蔥切段。

❷ 鍋中放少許油，燒熱放入薑絲爆香，再放鴨架翻炒，加適量開水，燒開後撇去浮沫，大火燒 20 分鐘。

❸ 倒入冬瓜塊和蔥段，燒至冬瓜熟透，撒鹽和胡椒粉攪拌均勻即可。

★ 料理小技巧
· 冬瓜做湯時可不用去皮，利水消腫效果更好。

清腸藥膳

臨床上把便秘分為傳輸緩慢型、出口梗阻型和混合型。中醫分為實秘（熱秘、寒秘、氣秘、瘀秘）及虛秘（氣虛、血虛、陰虛、陽虛），共兩大類型，八小類型。

便秘的分類

中醫對於便秘辨證以「寒熱虛實」為要點。於是中醫治療當分成虛實證型而治，治療原則是實證推薦以祛邪為主，依照熱、冷和氣秘之不同，個別施以瀉熱、溫散和理氣之法，且用導滯中藥材做為輔助；虛證是人體正氣不足因而推薦以養正為先，之後基於陰陽氣血虧虛的不一樣，主要使用養陰養血跟益氣溫陽效用的藥材，並且配合酌用甘溫潤腸之藥物。（引自《台灣傳統醫學網》，文章「你是否不能順利便便？有關中醫的便秘證型解說，推薦受便秘困擾的人必讀！」）

【熱秘型】證型特徵
◆ 大便乾堅固；小便量少且色澤略微偏深黃抑或是帶紅。
◆ 易發生口乾又或是口臭。

【氣滯型】證型特徵
◆ 排便之後出汗氣短及感到無力。
◆ 消化不良又或是常常打嗝。

【氣虛型】證型特徵
◆ 大便較為軟並且用力很久以後一樣大不出來。

◆ 產生于體弱多病與活動量少的老年人身上。

【血虛型】證型特徵
◆ 大便乾堅固。
◆ 常常食慾不振或是常常出現乾咳。

【冷秘型】證型特徵
◆ 小便量較多和色澤淡或者頻尿
◆ 手腳冰冷或經常腰膝酸軟和腹中冷痛。

紫蘇子	火麻仁	羅漢果	蘆筍	紅薯
降氣消痰、平喘、潤腸通便	潤腸通便	生津止咳、滑腸排毒	含有豐富的水分和膳食纖維	膳食纖維含量很高，可寬腸通便

羅漢果瘦肉湯

| 功效 | □消炎清熱 | □滑腸排毒 | □清熱潤肺 | □緩解便秘 |

- 羅漢果味甘，性涼，歸肺經、大腸經，有清熱涼血、生津止咳、滑腸排毒、嫩膚益顏、潤肺化痰等功效，可用於治療暑熱傷津口渴、咽喉腫痛、肺熱咳嗽、大便秘結等症。

老中醫說 此湯含有豐富的維生素 C，性涼而味甘，不僅能消炎清熱，利咽潤喉，而且其中的羅漢果對腸管運動機能具有雙向調節作用。烹調時可將羅漢果拍成小塊，這樣藥力會更易滲入湯汁。但脾胃虛寒者不宜多食羅漢果。羅漢果太甜，吃多了容易傷脾胃，所以要適度食用。

材料

羅漢果	3 個
豬瘦肉	200 克
玉米	半根
胡蘿蔔	1 根
薑、鹽各	適量

做法

❶ 豬瘦肉切塊，用開水汆 2 分鐘。

❷ 玉米、胡蘿蔔洗淨切塊；薑切片。

❸ 羅漢果、豬瘦肉和薑片放入砂鍋中，大火煮沸後轉小火煲 1 小時。

❹ 放入玉米塊和胡蘿蔔塊煮熟，加鹽調味即可。

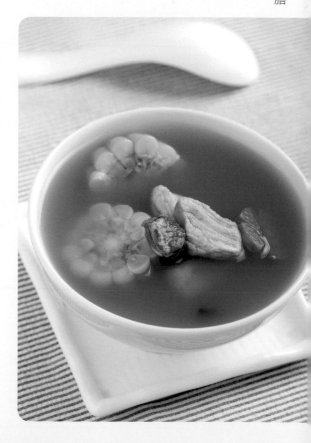

紅薯甜湯

功效 | □潤腸、清腸、通便

營養學家稱讚紅薯為「營養均衡食品」。

- 紅薯是典型的高鉀低鈉食物，其膳食纖維含量很高，可寬腸通便。
- 蜂蜜味甘，性平，雖然可潤腸清腸，但是糖尿病患者和1歲以下的寶寶要忌食。

 食療筆記　紅薯不宜空腹食用。
有胃潰瘍、慢性胃炎的患者要慎食紅薯。

紅薯

即是地瓜。富含膳食纖維，進入腸道後，能清理腸管內的廢物，將毒素與廢物集合起來，讓其順利排出體外。此外，紅薯還能有效抑制糖類轉化為脂肪，有利於瘦身。

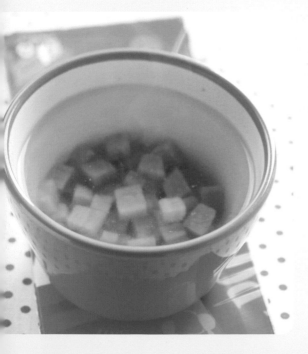

材料　紅薯（地瓜）————200 克
蜂蜜————————適量

做法

❶ 紅薯洗淨，去皮切成小塊，放入水中浸泡 10 分鐘。

❷ 放入鍋內，加適量水，大火煮至熟透後關火。

❸ 待稍溫時調入蜂蜜即可。

蘆筍炒百合

功效	□降血壓、降血脂 □養心 □預防中風 □防癌抗癌

此道藥膳有清熱解毒、利尿消炎、降糖、降血壓、降血脂、養心、預防中風、防癌抗癌的功效

老中醫說　蘆筍含有豐富的水分和膳食纖維，屬於低糖、低脂的食物，可以有效緩解便秘的問題；百合柔滑，有滑腸的功效。有便秘燥症的患者，經常食用此膳食可不藥而通，效果甚為明顯。但脾胃虛寒者不可多食。

蘆筍

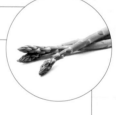

不僅味道鮮美，而且含有豐富的 B 族維生素、維生素 C 以及葉酸、硒、鐵、錳、鋅等微量元素，可以清熱利尿、提高免疫力、降脂減肥。

材料
　百合 ⋯⋯⋯⋯⋯⋯100 克
　蘆筍 ⋯⋯⋯⋯⋯⋯200 克
　鹽、胡椒粉 ⋯⋯⋯ 各適量

做法

❶ 先將蘆筍洗淨，切段，燙熟。

❷ 百合洗淨，備用。

❸ 炒鍋置火上，倒油燒熱，放入百合和蘆筍，大火翻炒片刻，再調入鹽、胡椒粉及適量水翻炒至熟即可。

★ 料理小技巧

· 可搭配紅椒或胡蘿蔔同炒，營養豐富，而且顏色更艷麗。

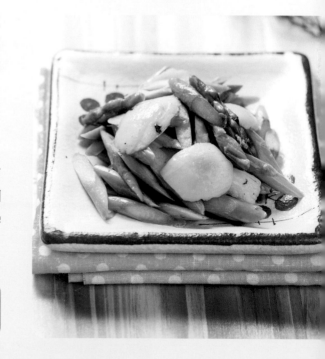

紫蘇子麻仁粥

功效 │ □潤腸通便　□降氣消痰

■ 此粥此粥潤腸通便、降氣消痰、平喘，更適合老年人、產婦、病後
體虛者食用，但是脾虛腹瀉的患者不要吃。

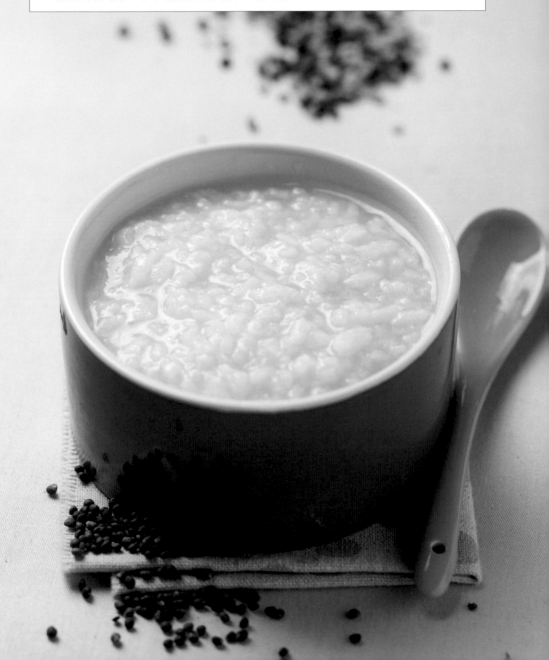

老中醫說 此方來源於《普濟本事方》，還可下氣導滯，益氣健胃。

便秘是老年人的難言之隱。約三分之一的老年人有排便困難、腹脹納呆等不適。老年人過分用力排便時，會導致冠狀動脈和腦血流的改變，誘發心腦血管疾病。紫蘇子和火麻仁都是中藥材，兩者富含脂肪油，主要成分為亞油酸和亞麻酸，能加快大腸蠕動，從而潤腸通便。

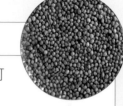

紫蘇子 味辛，性溫，歸肺經。

紫蘇子具有降氣消痰、平喘、潤腸通便的作用，還可解表散寒，緩解感冒。

火麻仁 味甘，性平，歸脾經、胃經、大腸經。

具有潤腸通便之功效，常用於血虛津虧，腸燥便秘。

材料

紫蘇子	10 克
火麻仁	15 克
白米	100 克

做法

❶ 先將紫蘇子、火麻仁搗爛，加水研磨，取汁。

❷ 與白米同煮成粥。

❷ 每日 3 次，10 天為 1 個療程。

清熱藥膳

關於「上火」

上火又稱為「熱氣」，在中醫上屬於熱證，中醫認為人體陰陽失衡，內火旺盛，即會上火。內火為內生五邪之一，主要是由臟腑陰陽氣血失調所致，根據產生原因不同，有實火和虛火的區分。飲食不慎、情志失調會使臟腑產生實火，火旺則陰虛，陰虛則火浮，虛火上浮形成假熱現象。

濕熱體質

以濕熱內蘊為主要特徵。濕熱蘊於中焦脾胃及肝膽，水濕阻滯氣機，與熱邪相合，形成濕熱交困的局面。

濕熱是常見的一種體質類型，這種體質最重要的特點在於「濕」。所謂熱，則是一種熱象。而濕熱中的熱是與濕同時存在的，或因夏秋季節天熱濕重，濕與熱合併入侵人體，或因濕久留不除而化熱，或因「陽熱體質」而使濕「從陽化熱」。因此，治療時要分濕重還是熱重，辨證施治。

季夏祛熱飲食

古人將整個夏季分為孟夏、仲夏和季夏，季夏時陽氣開始下降，濕氣較盛，濕熱交蒸，所以季夏是最悶熱的時候，飲食莫貪涼，否則會有寒濕之邪、暑濕兼寒的病症。可適當吃些苦瓜、百合等苦味食物，或者青菜、芹菜、冬瓜等清淡食物，還可常食綠豆粥、百合粥、荷葉粥，適當飲一些菊花茶、銀花茶、大麥茶和酸梅湯等來清熱消暑。

金銀花	豬肺	菊花	雪梨	蒲公英	馬齒莧	綠豆、赤小豆、黑豆
宣散風熱、清解血毒	降肺火、補肺、補虛、止咳	散風清熱、平肝明目、清熱解毒	生津潤燥、清熱化痰	抗菌消炎、清熱解毒	清熱解毒、利水祛濕	清熱解暑、排毒降火

三豆湯

功效 | □清熱解暑　□排毒降火　□健脾利濕　□除痱子

- 三豆湯可清熱解暑、排毒降火、健脾利濕、祛痘除痱子,是三伏天全家人都可食用的食譜之一。
- 綠豆、赤小豆都是寒涼之物。
- 黑豆健脾和胃,加入後可中和綠豆、赤小豆的寒性。
- 綠豆清熱之功在皮,解毒之功在肉。

老中醫說　三豆用的全是藥食同源的食物,很安全。老人、小孩和脾胃虛寒者可以把冰糖換成紅糖飲用;消化功能弱者,可加白米煮成粥食用。三豆湯可清熱解暑、祛濕,還能緩解高熱、感冒症狀,但脾胃虛寒者不宜長期飲用。

材料
綠豆 ················ 10 克
赤小豆 ·············· 10 克
黑豆 ················ 10 克
冰糖 ················ 適量

做法

❶ 將綠豆、赤小豆、黑豆洗淨,用冷水泡半小時。

❷ 三種豆類放入鍋內,加適量水,小火燜煮 40 分鐘左右。

❸ 待豆香溢出,豆質變軟後,加入冰糖稍煮即可。

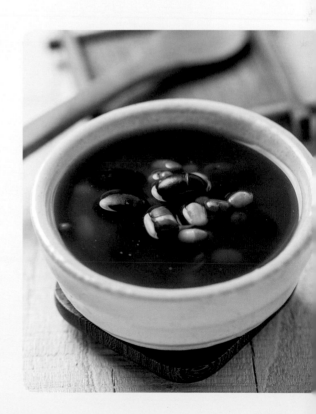

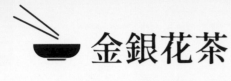 # 金銀花茶

功效 │ □美容養顏 □抑菌殺菌 □涼散風熱

- 常喝花草茶養顏美容。
- 金銀花性寒，味甘，入肺經、心經、胃經，具有宣散風熱、清解血毒、抗炎、補虛的功效，自古被譽為清熱解毒的良藥。

 食療筆記 此道花茶有舒熱散邪、消炎解毒、涼散風熱、抑菌殺菌、涼血止痢的作用。脾胃虛寒者及女性經期不宜多飲此茶。

金銀花 味甘，性寒。

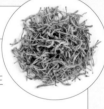

金銀花氣芳香，甘寒清熱而不傷胃，芳香透達又可祛邪。夏季為金銀花的採摘期，以開花當天採摘最好。金銀花性偏寒，適宜暑天食用，但不適合長期飲用。

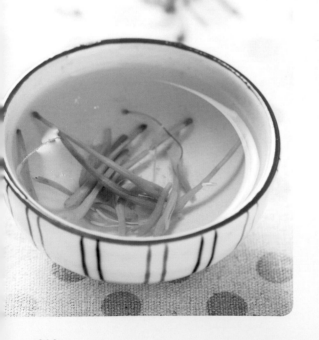

材料　　金銀花 ⋯⋯⋯⋯⋯⋯ 3 克

做法

把金銀花放入杯中用開水沖泡，可沖泡兩三次。注意隔夜茶最好不要飲用。

菊花豬肺湯

功效 │ □養血柔肝　□清肺火

- 豬肺味甘、性微寒；歸肺經；有補肺、補虛、止咳的功效，在炎熱的夏天吃豬肺可以降肺火。
- 菊花味苦、甘，性微寒，歸肺經、肝經，能散風清熱、平肝明目、清熱解毒。

老中醫説 肺火旺表現為咽乾疼痛、咳嗽胸痛、乾咳無痰或痰少而黏、口鼻乾燥、潮熱盜汗、手足心熱、舌紅等，可食用梨、荸薺等寒涼食物，或用菊花、金銀花、麥冬、羅漢果等甘寒生津之品泡水飲用。

材料
豬肺 ———————— 100 克
鮮菊花 ———————— 12 朵
南杏仁、薑片、鹽、料酒
各 ———————————— 適量

做法

❶ 豬肺洗淨、切薄片，用料酒醃 10 分鐘。

❷ 鮮菊花取花瓣，洗淨。

❸ 先將菊花放入清水鍋內煮片刻，再放豬肺、南杏仁、薑片，煮 20 分鐘，

❹ 菊花撈出，加鹽調味即可。

★ 料理小技巧
- 豬肺宜選新鮮的，且必須清洗乾淨，煮熟煮透。
- 此湯還可加點枸杞子，更具滋肝明目效果。

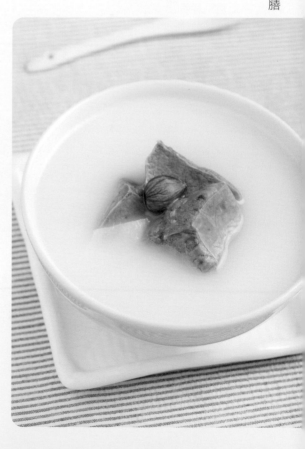

馬齒莧蒲公英粥

功效 │ □皮抗菌消炎　□清熱解毒　□散血消腫　□皮膚起疹

- 蒲公英有「天然抗生素」之稱，可抗菌消炎、清熱解毒。
- 馬齒莧可清熱解毒、利水祛濕、散血消腫、消炎止痛、涼血止血。

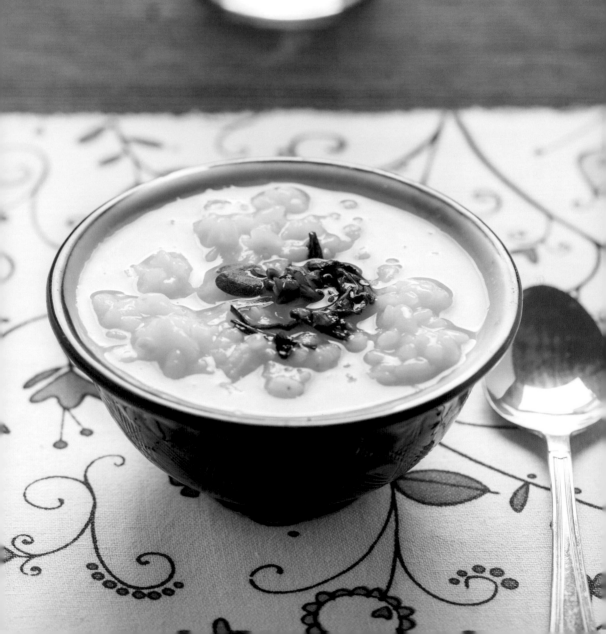

老中醫説　體內濕氣重時，會有困倦、四肢沈重、食慾不振、皮膚起疹、臉上黏膩不舒等現象。脾虛濕困，應健脾祛濕，把多餘的水分排出體外。可常吃健脾食物，如鯽魚、胡蘿蔔、山藥、蓮子、芡實、豬肚、鴨子等；祛濕食物有赤小豆、薏仁、萵筍、扁豆、冬瓜、馬齒莧等。

蒲公英　味苦、甘，性寒，入肝經、胃經。

蒲公英在歐洲又有「尿床草」的稱呼，可見其利水之效。
蒲公英泡水喝，還能輔助去痘痘，對乳腺結節也有改善作用；而慢性腸炎患者、食之過敏者、陰寒證患者不宜食用蒲公英。

材料

馬齒莧	15 克
蒲公英	15 克
白米	80 克
冰糖	適量

做法

❶ 將馬齒莧、蒲公英洗淨後放入鍋中，加適量水煎煮，去渣取汁。

❷ 白米洗淨，浸泡 30 分鐘。

❸ 鍋中放入白米和適量水，大火煮沸後改小火熬煮成粥。

❹ 待粥煮熟時，倒入藥汁，攪拌均勻，再略煮片刻。

❺ 加入冰糖即可食用。

雪梨百合大棗湯

功效 │ □清熱化痰　□養血安神　□補氣

- 滋陰潤肺、化痰平喘、養心安神,可改善肺熱、咳嗽、痰多等症。適宜秋冬乾燥季節飲用的驅燥潤肺的佳品。
- 百合可解毒、理脾健胃、利濕消積、寧心安神。大棗可補中益氣、養血安神。
- 痰濕偏盛者不宜多食。

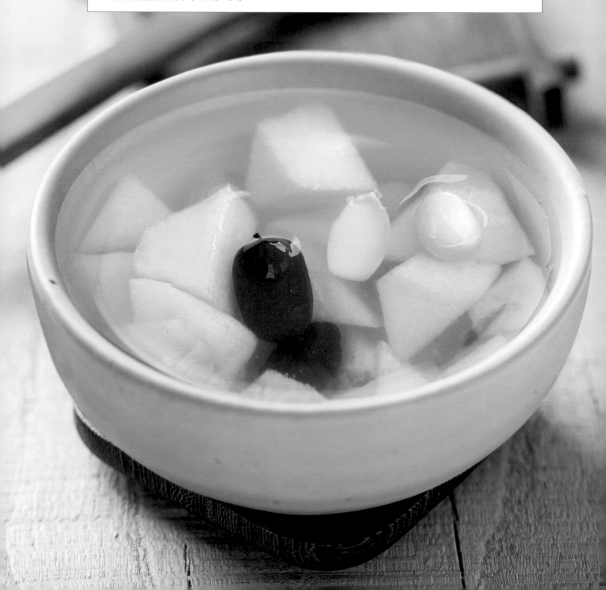

老中醫説

熱證分為實熱證和虛熱證。實熱證用寒涼藥以瀉熱，虛熱證用補陰藥以補陰平陽。

中醫講的「熱」，範圍廣泛，有內熱、外熱、實熱、虛熱之分。體內的熱，又有五臟六腑之分，有外感邪氣引起的，有內傷引起的，還有五志過極引起的，只有對症治療才能有效。中醫熱證不等同於炎症，「毒」亦非單指「病毒」，「清熱解毒」不能濫用，尤其感冒初期患者，不要盲目、頻繁輸液消炎。

雪梨

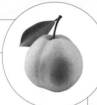

雪梨能生津潤燥、清熱化痰。此方還可添加蓮子、銀耳、枸杞子，藥用效果更佳。

材料

雪梨 ⋯⋯⋯⋯⋯⋯⋯⋯⋯⋯⋯⋯⋯⋯⋯⋯ 1 個
乾百合 ⋯⋯⋯⋯⋯⋯⋯⋯⋯⋯⋯⋯⋯⋯ 10 克
大棗 ⋯⋯⋯⋯⋯⋯⋯⋯⋯⋯⋯⋯⋯⋯⋯⋯ 10 克
冰糖 ⋯⋯⋯⋯⋯⋯⋯⋯⋯⋯⋯⋯⋯⋯⋯⋯ 適量

做法

❶ 將雪梨洗淨，去皮除核，切塊。

❷ 大棗洗淨，乾百合用水泡發。

❸ 鍋中加適量水，大火燒沸，放入雪梨塊、百合、大棗，水開後再改小火煲約 1 小時，最後加冰糖調味即可。

★ 料理小技巧

· 此湯選用乾百合藥效更佳。

特殊調理——

針對男、女、老、少個別年齡與狀況，
吃出不疲勞、好氣色的逆齡身體。

藥膳也講究因人用膳，人的性別、體質和年齡各不相
同，使用藥膳時也應有所差異。一般來說，兒童身體
嬌嫩，選擇原料不宜大寒大熱；老人多肝腎不足，用
藥不宜溫燥；孕婦恐動胎氣，不宜選用活血滑利之品。
這些都是在製作藥膳的時候需要注意的。

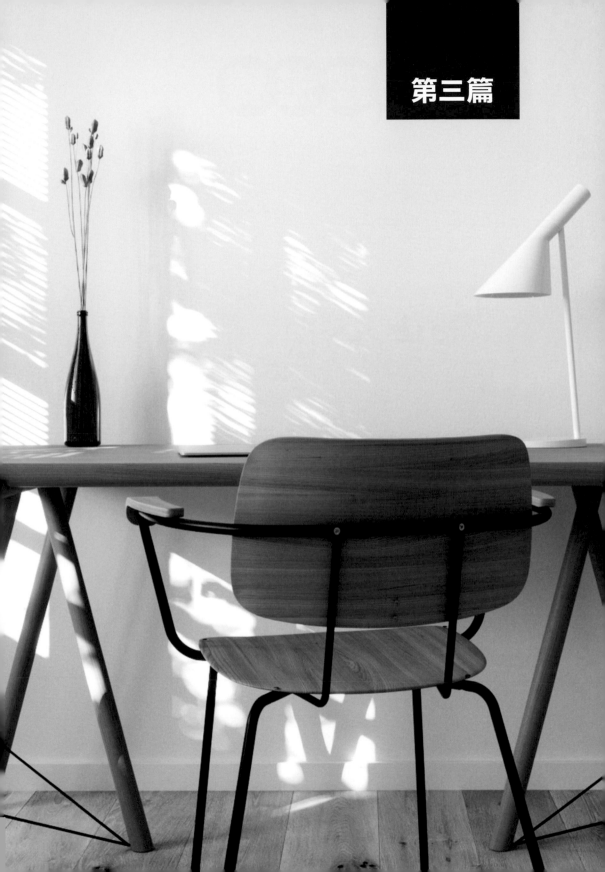

第三篇

女性調理滋養

補氣血。女人，以血為主。
氣血充盈，面色紅潤；
心血虧少，面色蒼白。

　　女性日常保養重在「養血活血，以內養外」，而「活血化瘀，調暢氣血」是女人養顏祛斑、美白肌膚的根本。女人想要氣血好，宜多吃一些補氣血的食物，如紅豆、蓮藕、菠菜、桑葚、桂圓、大棗、南瓜、黑豆等。還可選擇以中藥製成的四物湯、八珍湯等來調氣補血，但脾胃虛寒者當以調理脾胃為先。

山楂
促進胃液分泌，
促進新陳代謝，
降低脂肪

澤瀉
消水腫、化濁降
脂

牡丹皮
預防婦科疾病

白芷
活血排膿、生肌
止痛

荷葉山楂薏仁飲

功效 | □可降脂　□活血化瘀　□減肥美容　□通便助消化

- 薏仁有利水消腫、健脾濕等功效。
- 荷葉味苦、辛，性平，可利水消腫。
- 山楂是健脾開胃、消食化滯、活血化瘀的良藥。
- 此方還可降血壓，適宜高血壓人群飲用。

老中醫說　脾胃是氣血生化之源。氣之為用，無所不至，一有不調，則無所不病。
　　女性養生一般注重調理氣血，從中醫方面來說，人體的氣血是從五穀演化而來的，所以通過食療調養是最佳的選擇。氣血不足有時會造成血瘀，調理的時候需要注意活血化瘀，川芎、桃仁、紅花、山楂等都是活血化瘀的良藥。

材料　　乾荷葉 ⋯⋯⋯⋯⋯⋯⋯ 60 克
　　　　　山楂乾 ⋯⋯⋯⋯⋯⋯⋯ 10 克
　　　　　薏仁 ⋯⋯⋯⋯⋯⋯⋯⋯ 40 克

做法

❶ 將上述所有材料混合共製作成細粉，放入杯中，用沸水沖泡即可飲用。

❷ 將材料放入鍋中，煲煮 30 分鐘後再飲用。

★ 料理小技巧

· 此道湯飲中若加一味陳皮，可緩衝藥性。

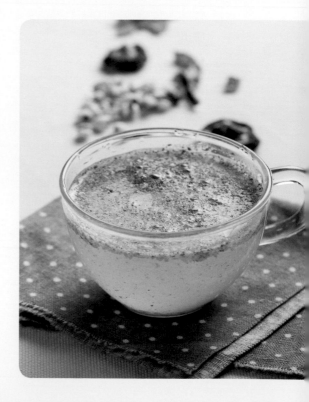

山楂減肥茶

功效 │ □降血壓 □開胃 □減肥消脂

- 此茶適合肥胖者、高脂血症和高血壓患者，既降壓又開胃，還能減肥消脂。平時脾胃虛寒或胃酸者慎用此茶。

老中醫說 女性愛美，瘦是多數女性追求的目標，飲食調理結合適量運動是正確的減肥方式，而且很多長期久坐的女性還面臨著便秘的困擾。這道山楂減肥茶，剛好可以同時解決這兩個問題。

此外，綠豆菊花茶，可排毒養顏，使肌膚光潔，是去痘的妙方；蘆薈紅茶，可提高細胞活力，加速脂肪分解，減緩皮膚老化，是美白養顏的良方。

山楂 味酸、甘，性微溫，入脾經、胃經、肝經。

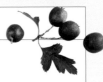

山楂內含有酸性物質，可增加體內酸性成分，促進胃液分泌，促進新陳代謝，消耗多餘脂肪，達到減肥瘦身的目的。

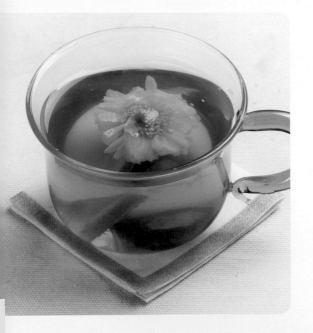

材料 鮮山楂 ⋯⋯⋯⋯⋯⋯⋯ 5克
　　　 菊花 ⋯⋯⋯⋯⋯⋯⋯⋯ 5克

做法
❶ 把山楂和菊花用開水沖泡。
❷ 蓋上蓋子悶5分鐘左右即可飲用。

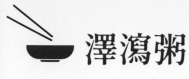

澤瀉粥

功效 │ □緩解下肢水腫　□利尿　□降脂

- 健脾滲濕，利尿消腫。
- 此粥加枸杞子能滋陰補腎，加山楂能消食導滯。

食療筆記　澤瀉的消水腫、化濁降脂功效，非常適合長期在辦公室工作的女性，長期久坐會使下半身水腫，常食澤瀉粥可緩解下肢水腫。澤瀉中含有澤瀉醇類物質，可引起食慾下降，腸鳴增強，大劑量服用後可出現噁心、嘔吐、腹痛、腹瀉等胃腸疾病以及肝功能異常。

澤瀉 味甘、淡，性寒，入腎經、膀胱經。

具有利水滲濕、洩熱、化濁降脂之功效。適用於水濕停滯、小便不利、水腫、下焦濕熱帶下、小便淋漓等。澤瀉利水力佳，過度食用有傷陰之可能，更無補陰之效用。

材料　澤瀉 ⋯⋯⋯⋯⋯⋯ 30 克
　　　　白米 ⋯⋯⋯⋯⋯⋯ 100 克

做法

❶ 將澤瀉、白米分別洗淨。
❷ 澤瀉煎汁去渣。
❸ 和白米一同放入鍋中。
❹ 小火煮成粥食用。

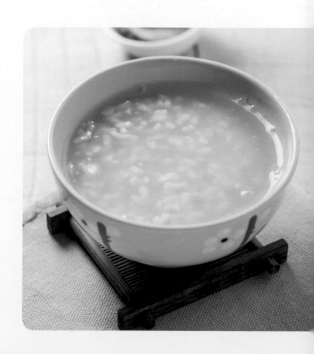

白芷煲鯧魚湯

功效 │ □改善血液循環　□美白肌膚　□消炎止痛　□養血益氣

- 益氣養血，祛濕排膿。
- 白芷性溫，味辛，入肺經、大腸經、胃經，可祛風濕、活血排膿、生肌止痛，用於頭痛、牙痛、赤白帶下、癰疽瘡瘍、皮膚瘙癢等症。
- 鯧魚有益氣養血、補胃益精、滑利關節、柔筋利骨之功效。

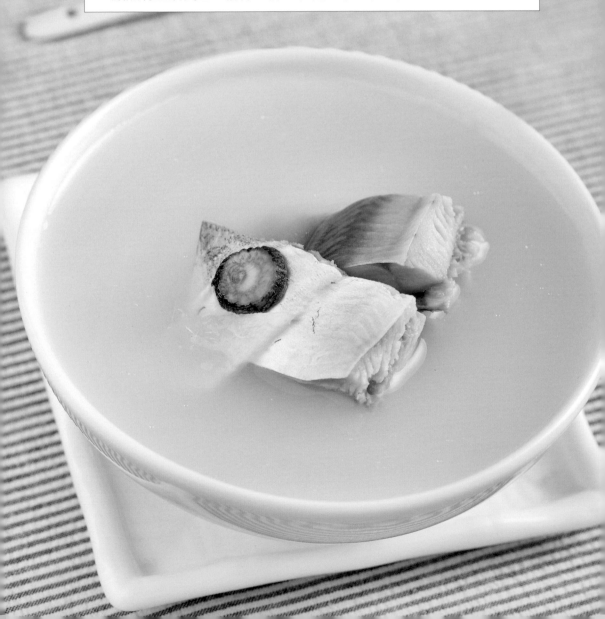

純正的白芷，除了具有解熱、鎮痛、抗炎等作用外，還能改善局部血液循環，消除色素在組織中過度堆積，促進細胞新陳代謝；《本草綱目》中記載，白芷可「長肌膚、潤澤臉色，可作面脂」，可美白肌膚、淡化斑點，是女性朋友美顏的佳品。但陰虛血熱者慎服。

白芷

純正的白芷，除了具有解熱、鎮痛、抗炎等作用外，還能改善局部血液循環，消除色素在組織中過度堆積，促進細胞新陳代謝，可美白肌膚、淡化斑點，是女性朋友美顏的佳品。

材料

白芷	10 克
雞蛋	1 個
鯧魚	1 條

薑片、胡椒粉、太白粉勾芡、料裡酒（米酒）、香油、鹽各適量

做法一

❶ 雞蛋取蛋清。

❷ 鯧魚處理乾淨切塊，用蛋清、胡椒粉、太白粉勾芡、酒、鹽抓勻醃製 30 分鐘。

❸ 白芷和薑片放入湯鍋中，大火煮沸，接著放入醃製的鯧魚煮熟。

❹ 加鹽調味，最後淋上香油即可。

做法二

❶ 開水加上適量的白芷，加蓋悶 5～10 分鐘就可以直接飲用。

功效：改善皮膚狀態、舒緩疲勞與壓力

★ **料理小技巧**

· 常用白芷泡水喝，可以改善皮膚狀態，舒緩疲勞、緩解壓力，人能散發出白芷的芳香氣味；但是白芷含有光敏性成分，會導致面部長黑斑，已被禁止在化妝品中添加。

牡丹皮大米粥

功效 | □活血化瘀 □殺菌消炎 □預防婦科疾病

- 此粥有良好的活血化瘀作用，且涼血活血兼備，有「涼而不滯、活而不峻」的特點，內有瘀血且兼有熱象者尤為適宜。尤其血虛有寒者、孕婦和月經過多者慎服。

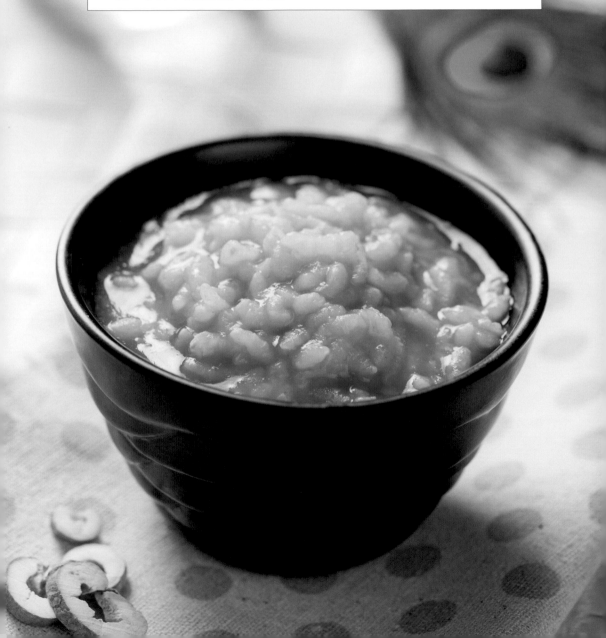

食療筆記 牡丹皮泡水是冬季養生中一道不錯的飲品，因為牡丹皮活血化瘀、殺菌消炎效果好，所以女性朋友如果出現月經不調、陰道炎等婦科疾病，可以選擇用牡丹皮泡水喝，可預防女性提前閉經，還能預防婦科疾病。但血虛有寒者、孕婦及月經過多者慎服。

牡丹皮 味苦、辛，性微寒。

牡丹皮清熱涼血宜生用，活血散瘀宜酒炒，止血宜炒炭。忌與大黃、貝母同食，且具有小量的毒性，不宜過量和長期服用，適度即可。

材料

牡丹皮	10 克
白米	100 克
白糖	適量

做法

❶ 將牡丹皮洗淨，放入鍋中，加適量水。

❷ 水煎取汁去渣。

❸ 在煎煮汁液中加水及白米煮粥。

❹ 待粥煮熟時加白糖調味，再煮一會即成。

男性養精蓄銳

《黃帝內經》中指出：「生之本，本於陰陽。」意思是說，生命的根本必須建立在自然陰陽變化的基礎上。有陰陽互相的作用和平衡，才能保證機體的健康和正常運轉，當身體缺陽氣的時候，就需要有意識地去補陽。

腎陽虛是因傷於寒、失於養、消耗多導致的。

補陽藥膳主要是為了治療陽虛證，原理是溫補陽氣。陽虛主要是腎陽虛，臨床表現為腰膝酸軟、下肢軟弱、畏寒肢冷、陽痿、早洩、小便頻數等。常用的補陽中藥材有鹿茸、淫羊藿、鎖陽、仙茅、補骨脂等；補陽食物有牡蠣、韭菜、板栗、泥鰍、羊腎、驢肉、鵪鶉蛋等。日常的預防調養要做到保持身體溫暖，避免受寒；調理飲食，戒煙戒酒；作息規律，勞逸結合；保持心情舒暢，少煩憂。

鹿茸	**肉蓯蓉**	**鎖陽**	**杜仲**	**墨魚**
補腎壯陽、生精益血	補腎助陽、潤腸通便	補腎、益精、潤燥	補肝腎、壯腰膝、強筋骨	養血滋陰、益胃補腎

墨魚補腎湯

| 功效 | □補腎壯陽 □益氣健脾 □改善小便頻繁 □改善腰膝酸痛 |

- 墨魚富含蛋白質和微量元素,有養血滋陰、益胃補腎、祛瘀止痛的作用。男性食用墨魚,可補腎填精,改善遺精、滑精等症狀。

食療筆記

補陽和壯陽的區別。補陽不同於壯陽。補陽主要是調節體質,若出現畏寒怕冷、手腳發涼、神疲嗜睡、肢體關節冷痛等虛寒病時應補陽;而壯陽更集中在對性功能方面的調節,比如出現了陽痿、滑精、小便頻繁、腰膝酸痛等,由於精氣虛耗導致的病症時要壯陽。

墨魚

又稱烏賊魚、花枝目魚等,不僅味美,還可入藥,男性但是食用墨魚還有一些注意事項,如脾胃虛寒者不能多食墨魚;高血壓、高脂血症、糖尿病、濕疹、痛風等患者,應忌食墨魚。

材料

墨魚	1 條
枸杞子	15 克
山藥	30 克
骨湯	800 毫升
鹽	適量

做法

❶ 將墨魚宰殺,洗淨取肉,切條塊,汆燙瀝乾待用。

❷ 山藥去皮,切條,與枸杞子一起放入鍋中,加入骨湯,煮3分鐘。

❸ 加入墨魚再煮3分鐘。

❹ 最後加鹽調味即可。

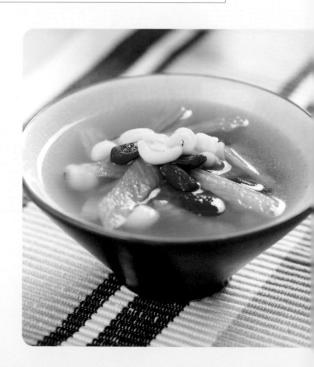

肉蓯蓉枸杞子茶

功效 | □補腎壯陽　□益髓填精　□改善便祕

- 此茶對腎陽不足所致的陽痿、早洩有輔助治療作用。陰虛火旺者要注意用量，以喝完不上火為宜。
- 肉蓯蓉味甘、咸，性溫，歸腎經、大腸經，具有補腎助陽、潤腸通便的功效。
- 制首烏可補腎填精、養肝安神、強筋骨、固腎烏須。

食療筆記　可治男子陽痿，女子不孕、帶下、血崩，腰膝冷痛、血枯、便秘等，所以男女皆可食用。此外，肉蓯蓉還有提高免疫力、抗衰老、保護肝臟和心腦血管的作用，長期食用可增加體力和耐力，並能抵抗疲勞，具有「沙漠人參」的美譽，但胃弱、便溏、相火旺者忌食。

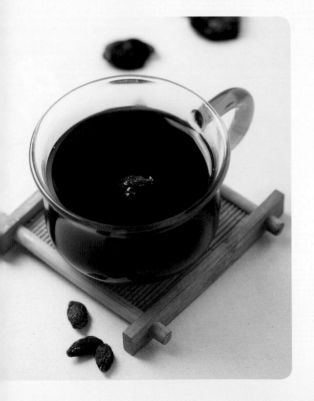

材料　肉蓯蓉 ⋯⋯⋯⋯⋯⋯ 10 克
　　　　製何首烏 ⋯⋯⋯⋯⋯ 5 克
　　　　枸杞子 ⋯⋯⋯⋯⋯⋯ 6 克

做法

❶ 肉蓯蓉、制何首烏、枸杞子分別洗淨。

❷ 將三味藥用水煎煮 2 次，分早、中、晚服用。

鎖陽羊肉湯

功效 │ □降脂　□改善陽痿、遺精　□腰膝酸軟

補益肝腎、調理衝任，適用於陽痿、遺精、腰膝酸軟、冷痛等腎陽虛症。
- 鎖陽能補腎、益精、潤燥，但不可長期食用。
- 羊肉不適合脾胃虛弱的人食用。

老中醫說　陽虛也可以由氣虛發展而來。陰損及陽，陽虛則寒。
藥膳養生應以調養氣、血、陰、陽為綱，需辨證施治。一般來說，進補主要是為了調治偏虛的體質或虛證，以達到預防保健、防病延壽，或輔助藥力、促進康復的功效。此道鎖陽羊肉湯，就是針對具體病症進行調養，可以緩解病情，促進其康復。

鎖陽　生長於荒漠草原，有「不老藥」的美稱。

肉蓯蓉和鎖陽都具有補腎壯陽的作用，二者的外形也比較像，因此很多人會搞混。從顏色來看，肉蓯蓉顏色較深，為深褐色，而鎖陽是紅褐色。從藥效來看，肉蓯蓉性溫，不會燥熱，可以長期服用；而鎖陽的補益之效較強，益精能力較大，所以不能長期服用，只適合短時間內服用。鎖陽泡水或泡酒喝可以提高身體素質，增強抵抗力。

材料　鎖陽 ⋯⋯⋯⋯⋯⋯ 15 克
　　　　羊肉 ⋯⋯⋯⋯⋯⋯ 100 克
　　　　香油、薑、鹽 ⋯⋯⋯ 各適量

做法

❶ 鎖陽洗淨，薑洗淨切片。

❷ 羊肉切片用開水汆 3 分鐘，去血水，撈出洗淨。

❸ 羊肉、鎖陽和薑片放入砂鍋中，加入適量水，大火煮沸轉小火煲 2 小時。

❹ 加鹽調味，最後淋上香油即可。

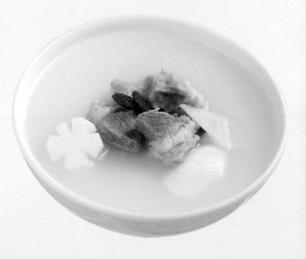

鹿茸枸杞子烏雞湯

| **功效** | □壯陽祛寒 | □益氣安神 | □補益氣血冒 |

- 此湯可補腎益肝、壯陽祛寒、補益氣血，適用於腎陽虛或腎經不足引起的腰膝酸軟、夜尿頻多等症。
- 用鹿茸、枸杞子、人參泡酒，能益氣安神、生津補血。

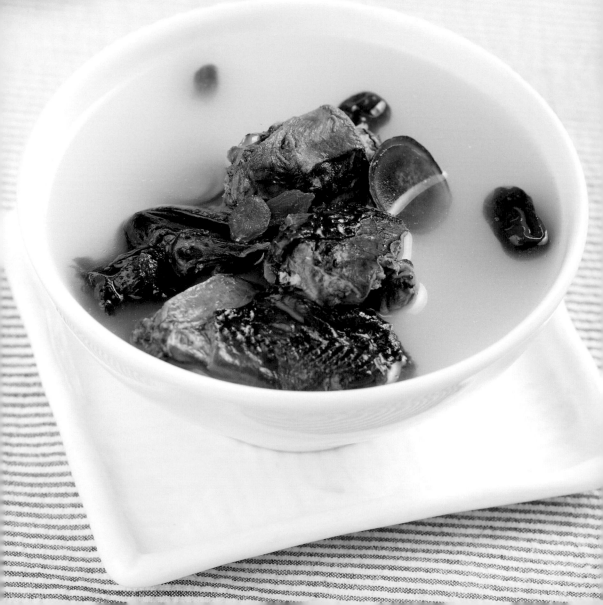

溫而不燥，可提高機體功能，被稱為「補陽第一藥」。明代醫家李時珍在《本草綱目》中稱鹿茸「善於補腎壯陽、生精益血、補髓健骨」。陰虛陽亢者忌食，上焦有痰熱、胃裡有火或吐血下血者忌食。

鹿茸 性溫，味甘、鹹。

鹿茸，是指梅花鹿或馬鹿的雄鹿未骨化而帶茸毛的幼角，是一種名貴藥材。鹿自古就是我國名貴藥用動物。
漢代時，鹿就有「鹿神百寶」的說法，《本草綱目》記載鹿茸、鹿角、鹿角霜、鹿血、鹿尾、鹿腎、鹿筋、鹿骨等都可入藥。

材料

鹿茸	5 克
烏雞	1 隻
枸杞子	6 克
大棗	2 顆
薑、鹽	各適量

做法

❶ 烏雞洗淨斬塊，開水汆燙 5 分鐘，去血水撈出洗淨。

❷ 枸杞子、鹿茸分別洗淨，大棗洗淨去核，姜切片。

❸ 將上述材料放入瓦罐內，加適量水，蓋上蓋子，隔水燉 4 小時，加鹽調味即可。

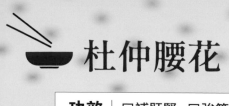

杜仲腰花

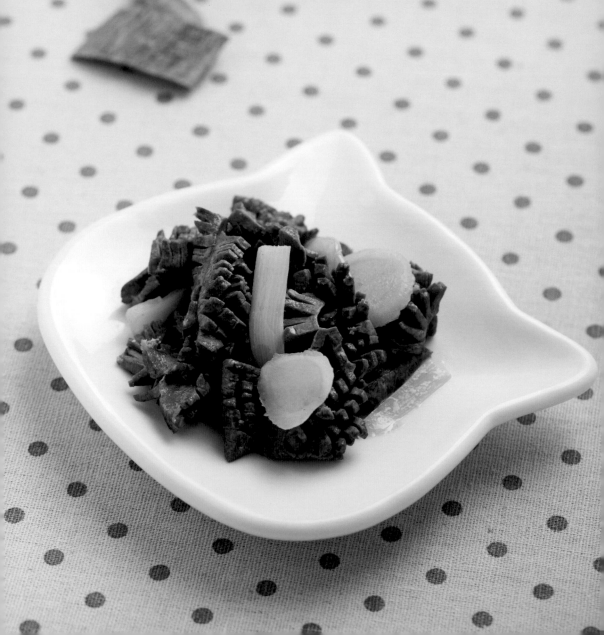

中醫講究以臟補臟，因此吃腰花可以滋補腎臟。豬腰花是豬腎臟的俗稱，有滋腎利水的作用，男性食之可補腎壯陽。但陰虛火旺者和高膽固醇血症患者應慎食。

杜仲 性甘、溫，歸肝、腎經。

養腎氣、益精髓。主治腎虛腰痛，陽痿，小便餘瀝，胎漏，胎動不安。另具有降血壓的功效。

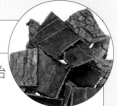

材料
杜仲 12 克
豬腰 1 對
蔥段、薑片、鹽 各適量

做法
❶ 杜仲水煎取汁液。
❷ 豬腰洗淨、去內膜，切成腰花。
❸ 油鍋燒至七成熱，放入蔥段、薑片熗鍋。
❹ 加入杜仲汁液，再放入腰花爆炒至熟。
❺ 最後加鹽調味即可。

★ 料理小技巧
· 還可加青椒、木耳、胡蘿蔔等同炒，豐富口感。
· 杜仲和腰花還可煲湯，再搭配雞血藤、桑寄生等中藥材，可補益肝腎、強腰壯骨。

中老年養生

飲食養生，飲食上講究多樣化。
生活上進行規律鍛鍊，保持心情舒暢。

中老年人飲食以穀類為主，要合理搭配飲食，均衡營養。穀物的營養物質全面，碳水化合物豐富，可以為身體提供熱量。要多吃蔬菜、水果以及薯類，水果富含葡萄糖、果糖、檸檬酸以及果膠等，還有膳食纖維，可以加快腸道蠕動，避免致癌物質影響腸黏膜，預防消化道腫瘤疾病。中老年人特別容易缺鈣，日常要多吃奶類、豆類和豆製品等，因為其含豐富鈣質，可以為中老年人補充鈣。

中老年養生首先要在飲食上注意，飲食應清淡，做到少油、少鹽、少糖，多吃穀類、蔬菜、水果、奶類、魚類食物，既能保證營養，又能促進消化；其次，要加強體育鍛鍊，多參加戶外活動，增強體質；再次，作息要有規律，早睡早起，保證充足睡眠；最後，要豐富精神文化生活，保持心情愉快、平和。

花膠	蓮子	茯苓	甲魚（鱉）	女貞子	天麻
滋養筋脈，能治療腎虛滑精	滋養補虛、強心安神	健脾消食、增強免疫力	清熱養陰、平肝息風	眩暈耳鳴、腰膝酸軟	頭痛眩暈、神經衰弱

茯苓大棗小米粥

功效	□健脾消食　□增強免疫力　□美容養顏

- 大棗可寧心安神、益智健腦、增強食慾。
- 茯苓具有利水滲濕、益脾和胃、寧心安神之功效,健脾消食、增強免疫力、美容養顏。
- 小米有健脾和胃、補中益腎的功效。

老中醫説

調脾胃,防病養生。

腎精日衰、賴水谷精微充養,以後天補先天。

藥膳既不同於一般的中藥方劑,又有別於普通飲食,兼具藥物功效和食品美味,尤其對於中老年人來說,可以在享受美食的同時,滋補身體,預防和治療疾病。中老年人要注重調理脾胃,使中土(脾胃屬土,在中央,故稱「中土」)強健,水谷精微流灌全身,精血得以充養,達到長壽保健的目的,食用當歸、茯苓、人參、白朮、陳皮、生薑、香附子等都有此功效。

材料

茯苓	10 克
芡實	10 克
大棗	15 克
小米	50 克

做法

準備好所有材料,洗淨,然後一同放入鍋內,加入適量水,小火慢煮至熟即可。

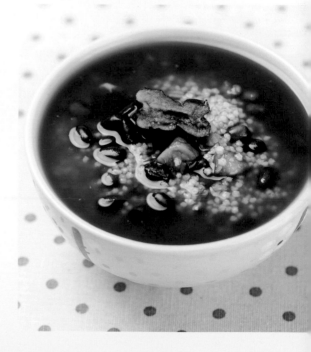

> ★ **料理小技巧**
>
> · 男女老少皆宜,可根據不同體質,不同病症隨時調整食材。此方食材可靈活變動,可把小米換成白米,或多加一味薏仁,會有不同功效。

枸杞子甲魚湯

功效 │ □滋陰降火 □補腎健骨 □補血止血

- 甲魚（鱉）不僅肉味鮮美、營養豐富，還有清熱養陰、平肝息風、軟堅散結的功效。
- 女貞子可補肝腎、強腰膝。
- 這道藥膳適用於因肝腎陰虛導致的四肢無力、腰酸背痛等症。

食療筆記 甲魚富含蛋白質和不飽和脂肪酸，中老年人適量食用，可以加快新陳代謝，預防心腦血管疾病。甲魚較佳食用方式是做成甲魚湯，可搭配適量的西洋參、人參、大棗等滋補食材，有更強的滋補功效。消化功能代謝異常的老年人盡量不要食用甲魚，以免引起胃腸道代謝紊亂，從而引發疾病。女性經期不宜食用甲魚，肝炎患者不宜食用甲魚。

女貞子 性甘、苦、涼。歸肝、腎經。

滋補肝腎，明目烏髮。用於眩暈耳鳴，腰膝酸軟，鬚髮早白，目暗不明。

甲魚

甲魚的腹板稱為「龜板」，又名龜膠、龜甲膠、龜板膏等，是名貴的中藥，可以滋陰降火、補腎健骨、補血止血。

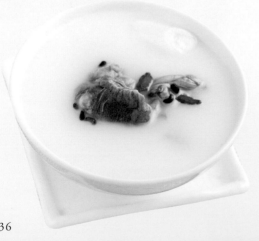

材料　甲魚（鱉）⋯⋯⋯⋯⋯ 1 隻
　　　　枸杞子 ⋯⋯⋯⋯⋯⋯ 10 克
　　　　女貞子 ⋯⋯⋯⋯⋯⋯ 10 克
　　　　蔥段、鹽 ⋯⋯⋯⋯⋯ 各適量

做法

❶ 將甲魚宰殺，去除內臟後洗淨，將頭、脖、四肢分開。

❷ 枸杞子、女貞子洗淨，和甲魚一同放入砂鍋中，加入水和蔥段，大火煮沸後轉小火煲 1 小時。

❸ 加入鹽調味即可。

天麻魚頭湯

功效 │ □延緩衰老　□健腦強身

- 天麻是一種名貴的中藥材,對於頭痛眩暈、神經衰弱、破傷風等都很有效果。

老中醫說　魚頭肉質細嫩,含豐富的不飽和脂肪酸,常吃魚頭不僅可以健腦,還可延緩衰老。天麻具有益氣定驚、鎮痛養肝、祛風濕、強筋骨等功效。

材料

魚頭 ⋯⋯⋯⋯⋯⋯⋯⋯ 1 個
天麻 ⋯⋯⋯⋯⋯⋯⋯⋯ 20 克
枸杞子 ⋯⋯⋯⋯⋯⋯⋯ 15 克
薑片、米酒、鹽 ⋯⋯ 各適量

做法

❶ 將胖頭魚魚頭處理乾淨,在頸肉兩邊各划兩刀,抹上鹽和米酒醃製。

❷ 天麻和枸杞子用溫水浸泡 10 分鐘。

❸ 鍋中放油燒熱,放入薑片和魚頭,魚頭煎至兩面金黃。

❹ 添加適量水,放入天麻和枸杞子,大火煮沸轉小火煲 30 分鐘。

❹ 最後加鹽調味即可。

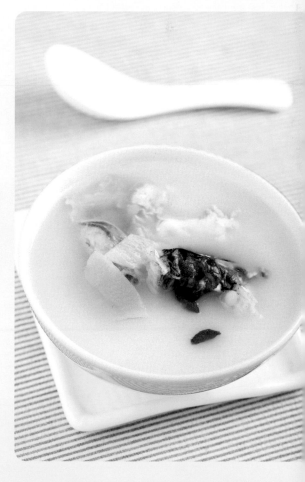

★ **料理小技巧**

· 天麻用量一定要注意,不可過量。

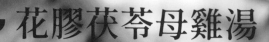

花膠茯苓母雞湯

功效 │ ☐補腎益精　☐提高自身免疫力，預防流感養顏　☐滋補養顏

- 此湯溫補作用極佳，適合體質虛弱的人食用，多喝雞湯能提高自身免疫力，從而預防流感。
- 花膠是「八珍」之一，素有「海洋人參」之譽，可補腎益精、滋養筋脈，能治療腎虛滑精。

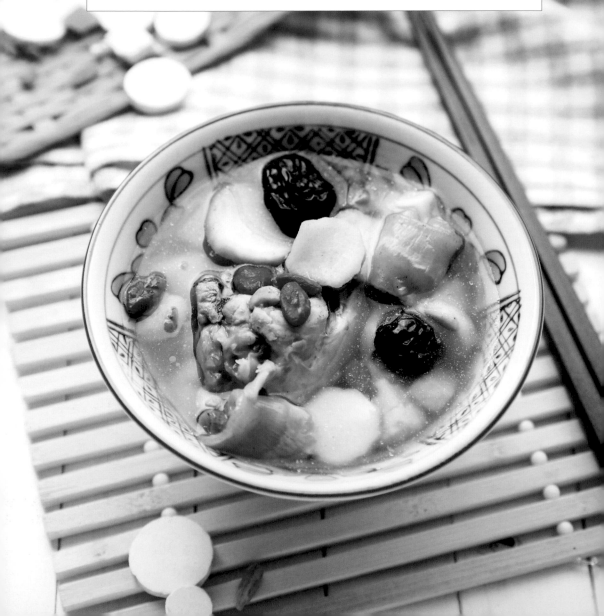

花膠

即魚鰾，是各類魚鰾的乾製品，含有豐富的膠原蛋白，具有滋陰養顏、補腎、強壯機體的作用，是一種養顏滋補品，溫而不燥，男女老少均可食用。但是女性經期最好不要食用。對蛋白質過敏的人群要少食。花膠可緩解腰膝酸軟，身體虛弱的老年人適宜經常食用。

茯苓 味甘，淡，性平

材料

老母雞	100 克
花膠	15 克
茯苓	15 克
山藥	20 克
枸杞子	6 克
蜜棗	2 顆
鹽	適量

做法

❶ 花膠用冷水提前浸泡 12 小時，泡開後切小塊。

❷ 老母雞洗淨，切塊；山藥去皮，切塊。

❸ 枸杞子、茯苓洗淨。

❹ 鍋中加水燒沸，放入雞塊和花膠汆燙。

❺ 將雞塊、花膠放入燉盅裡，加入山藥塊、枸杞子、茯苓和蜜棗，加適量水，慢燉 4 小時，

❻ 燉至雞肉熟爛，最後放鹽調味即可。

蓮子百合瘦肉湯

功效 │ □養心安神　□防癌抗癌　□降血壓　□美容養顏

- 此湯養心神、益腎氣，健脾胃，有潤肺、安神、美容的功效。
- 蓮子可以滋養補虛、強心安神、降血壓、清心祛斑。
- 百合有潤肺止咳、寧心安神、美容養顏的功效。

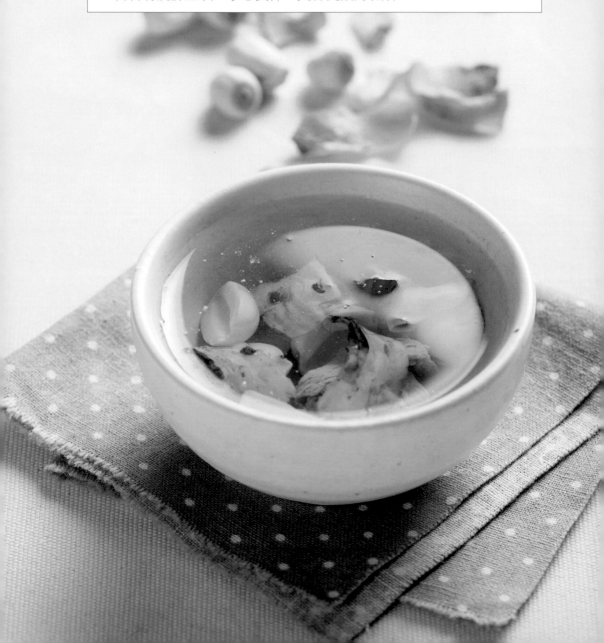

食療筆記

中老年補腎。除了中醫食療補腎外，中老年人補腎還應分清「腎陰虛」和「腎陽虛」，要根據不同的症狀來調理；其次是保暖，腎經起源於足底，因此要給足部足夠的保暖；還要保持良好的睡眠，過分熬夜、過度疲勞會傷身傷腎；還可按摩湧泉、太溪、關元三大穴位補益腎氣、固精護腎。

蓮子 性平。甘、澀。歸心經、脾經、腎經。

蓮子是老少皆宜的滋補品，但便秘燥熱者應少食。

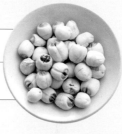

材料

蓮子	50 克
百合	20 克
豬瘦肉	100 克
高湯	600 克
薑片、鹽、麵粉、料酒	各適量

做法

❶ 豬瘦肉切薄片，加麵粉、料酒抓勻醃製 15 分鐘。

❷ 百合洗淨掰成小片；蓮子去心泡發。

❸ 砂鍋中放入高湯、薑片、蓮子，大火燒開後轉小火煮到蓮子變軟，放入豬瘦肉大火煮 10 分鐘。

❹ 加百合再煮 2 分鐘，最後加鹽調味即可。

★ **料理小技巧**

· 此湯搭配枸杞子、山藥、花生仁等食材，補腎效果更好。

兒童發育成長

　　兒童臟腑嬌嫩、形氣未充，生長發育的速度快，此時對營養物質的需求更加迫切，故要保證兒童攝取足夠的營養，以促進發育。飲食上食物應豐富多樣，尤其要多喝奶補充營養，多吃蔬菜、水果補充維生素。多參加戶外運動，鍛鍊身體。同時也要保證充足的睡眠，促進生長發育。

　　兒童飲食保健主要體現在兩個方面，一是食養，所謂「無病強身」，科學的飲食搭配，可以讓兒童在體格、體力、精神、智力和抵抗力等方面都能保持較佳狀態，從而促進其生長發育；二是食療，就是用具有藥物療效的膳食，來祛邪扶正，達到防治兒童疾病的目的。要糾正兒童偏食挑食的不良飲食習慣，盡量少吃肥肉、油炸食品、醃制食品等，做到粗細搭配，飲食多樣化。

黑芝麻	萵筍（A菜心）	胡蘿蔔	大蝦	核桃仁
增強骨髓造血功能，有助骨骼的生長發育	寬腸通便、強壯機體	養肝明目，增強免疫力	促進腦細胞發育，增強免疫力	有助恢復精神與體力、健腦補腦

素燒三寶

功效 │ □促進牙齒與骨骼的生長　□養肝明目　□增加免疫力

- 潤腸通便，消積下氣。這道膳食不僅清淡爽口，而且色香味俱全，適合兒童食用。
- 胡蘿蔔味甘，性微涼，可清熱解毒、潤腸通便。
- 山藥味甘，性平，可補氣養陰，為藥食兩用食材。
- 萵筍（A菜心）可開通疏利、消積下氣、利尿、寬腸通便、強壯機體。

老中醫說 　萵筍不僅好吃，而且含有豐富的磷與鈣，有促進骨骼發育、促進牙齒生長以及預防佝僂病的作用。胡蘿蔔中含有胡蘿蔔素，兒童多吃可以養肝明目，並且能預防夜盲症、增強免疫力。**但皮膚病患者應少食胡蘿蔔。**

材料

山藥 ────────── 50克
胡蘿蔔 ───────── 20克
萵筍（A菜心）──── 50克
蒜、鹽 ───────── 各適量

做法

❶ 山藥、胡蘿蔔、萵筍分別去皮洗淨切塊。

❷ 蒜剝好洗淨切片。

❸ 鍋置火上，放油燒熱，加蒜爆香，再放入山藥塊、胡蘿蔔塊和萵筍塊翻炒

❹ 起鍋前加入鹽調味即可。

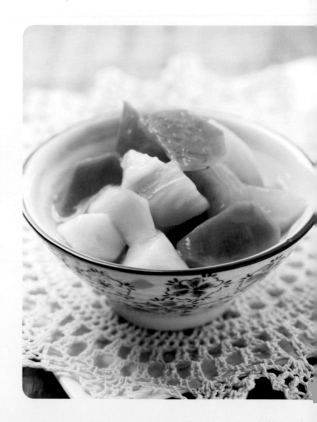

山藥五彩蝦

功效	☐促進腦細胞發育　☐增強免疫力

- 蝦富含蛋白質、鉀、碘、鎂、磷等微量元素和維生素A，對兒童發育很有益處。

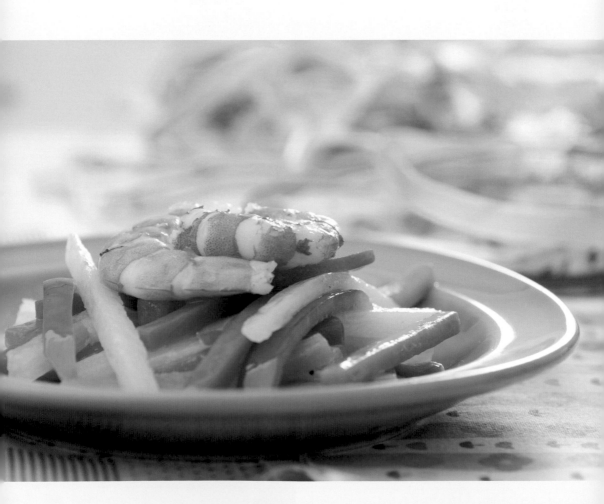

老中醫説

兒童吃蝦大有益處，一是可以促進腦細胞發育，蝦含有豐富的胺基酸，對兒童腦部細胞的發育和滋養有很好的效果；二是可增強免疫力，蝦中豐富的胺基酸易被吸收，具有補充營養、增強免疫力的作用。但不能和葡萄、石榴、山楂、柿子等含有鞣酸的水果同食，因為鞣酸會和鈣離子結合，刺激腸胃，容易出現噁心、嘔吐、腹痛等症狀。

大蝦

鮮嫩清淡、易於消化。但也不能多吃，每天吃 100 克左右就夠了。

材料

山藥	50 克
大蝦	100 克
胡蘿蔔	30 克
柿子椒	20 克
鹽	各適量

做法

❶ 將胡蘿蔔、山藥去皮洗淨切成條；柿子椒洗淨切條。

❷ 大蝦去蝦線洗淨備用，蝦炒前可用鹽、乾澱粉、料酒、雞蛋清抓幾下上漿，可保持鮮嫩。

❸ 熱鍋放油，先放入胡蘿蔔、山藥、柿子椒翻炒，再加入大蝦同炒，最後放鹽翻炒均勻，盛出即可。

黃豆芝麻煲脊骨湯

功效 │ □有助於骨骼發育　□增強造血功能

- 胡黃豆中蛋白質的含量不僅高，而且質量好，容易被人體消化吸收。不能只喝湯，要連湯帶肉一起吃。

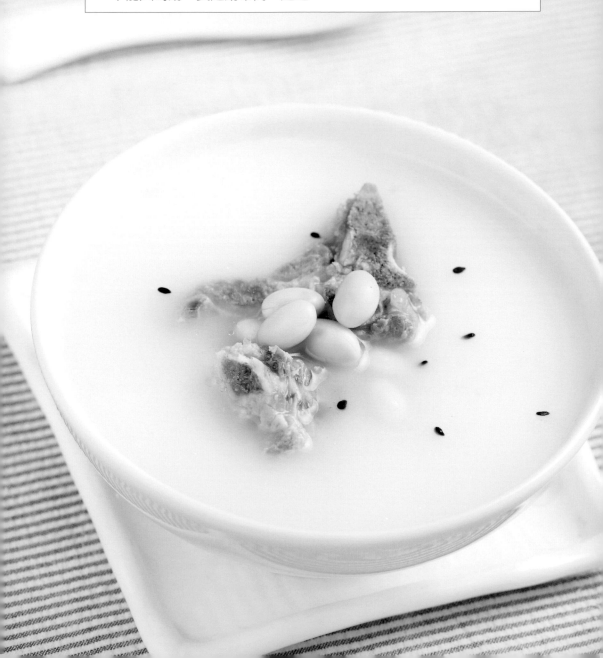

老中醫說 這道湯膳中的豬脊骨中含有大量骨髓，能及時補充人體所必需的骨膠原等物質，增強骨髓造血功能，有助於骨骼的生長發育，而黃豆富含蛋白質，黑芝麻的補鈣效果好。

黑芝麻 性平，味甘，入肝經、腎經、大腸經。

黑芝麻在中醫裡有健腦烏髮的養血功效，很適合大量消耗體力的人。現代科學證實，黑芝麻中含有九成不飽和脂肪酸及亞麻油酸，是很好的護心食物。其中芝麻素可預防皮膚癌、降低膽固醇，對肝臟及腦神經具有保健效果。（編按：引自《康健雜誌》「國寶中醫最愛的 9 種養生食物」一文）

材料

豬脊骨	300 克
黃豆	50 克
黑芝麻	6 克
薑、米酒、鹽、醋	各適量

做法

❶ 將豬脊骨斬塊，汆燙洗淨。

❷ 黃豆用溫水泡 2 小時。

❸ 黑芝麻炒香；薑切片。

❹ 豬脊骨、黃豆和薑片放入砂鍋中，加適量水和米酒，大火煮沸後轉小火煲 2 小時。

❺ 加鹽和醋調味，最後撒上黑芝麻即可。

黑芝麻核桃仁粥

功效 │ ☐健腦益智　☐有助於恢復精神與體力

- 此粥可補脾和胃、健腦益智、滋補潤腸。
- 黑芝麻具有補肝腎、滋五臟、益精血、潤腸燥等功效。
- 核桃仁中含有較多的蛋白質和人體必需的不飽和脂肪酸,是對人體有益的堅果類食品之一。

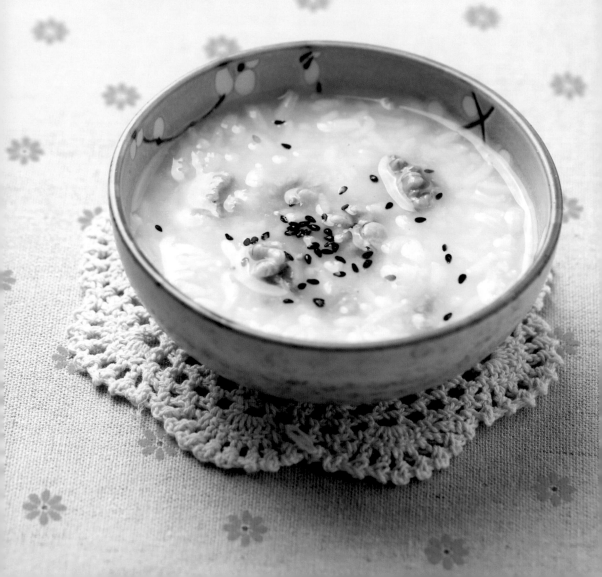

核桃仁 性溫，甘，歸肺經、腎經、大腸經。

具有健腦功效眾所周知，因此核桃成為補腦食品的首選，也是很多家長給孩子的必備營養品之一，核桃粉、核桃奶、核桃露、核桃仁等都是比較受孩子歡迎的常見的補腦食品。因為核桃含有豐富的 B 族維生素和維生素 E，有助於恢復精神和體力，還有健腦補腦的功效。

材料

黑芝麻	20 克
核桃仁	30 克
白米	100 克
白糖	適量

做法

❶ 黑芝麻和核桃仁分別洗淨。

❷ 白米洗淨，浸泡 30 分鐘。

❸ 鍋內放入白米和適量水，大火煮沸後改小火，放入核桃仁和黑芝麻，小火將粥煮至略稠，加白糖調味即可。

★ 料理小技巧

· 此粥還可加一些腰果或杏仁，口感更豐富，營養更全面。

NOTES

NOTES

四季節氣好料理：
142 道自然養生菜

四季節氣好料理：142道自然養生菜/武建設編著. --
初版 . -- 臺北市 : 風和文創事業有限公司 , 2022.09
　面； 　公分

ISBN 978-626-95383-9-3(平裝)

1.CST: 中醫 2.CST: 食療 3.CST: 養生 4.CST: 食譜

413.98　　　　　　　　　　　111011882

編著	武建設
總經理暨總編輯	李亦榛
特助	鄭澤琪
主編	張艾湘
編輯協力	劉佳玲
封面設計	楊雅屏
內文設計	楊雅屏

出版	風和文創事業有限公司
地址	台北市大安區光復南路 692 巷 24 號 1 樓
電話	886-2-27550888
傳真	886-2-27007373
網址	www.sweethometw.com.tw
EMAIL	sh240@sweethometw.com

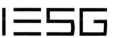

台灣版 SH 美化家庭出版授權方
凌速姐妹（集團）有限公司
In Express-Sisters Group Limited

公司地址	香港九龍荔枝角長沙灣道 883 號億利工業中心 3 樓 12-15 室
董事總經理	梁中本
Email	cp.leung@iesg.com.hk
網址	www.iesg.com.hk

總經銷	聯合發行股份有限公司
地址	新北市新店區寶橋路 235 巷 6 弄 6 號 2 樓
電話	886-2-29178022
傳真	886-2-29156275

製版	彩峰造藝印像股份有限公司
印刷	勁詠印刷股份有限公司
定價	新台幣 480 元
出版日期	2022 年 9 月初版一刷

文化部部版臺陸字第 111048 號